跟国医大师学养生

GENGUOYIDASHI XUEYANGSHENG

庞丹丹 杨金生 李富龙 主编

跟随国医大师学习如何延年益寿养生

中医古籍出版社
Publishing House of Ancient Chinese Medical Books

图书在版编目（CIP）数据

跟国医大师学养生 / 庞丹丹，杨金生，李富龙主编
. -- 北京 ： 中医古籍出版社，2025. 1（2025. 5重印）
ISBN 978-7-5152-2838-9

Ⅰ. ①跟… Ⅱ. ①庞… ②杨… ③李… Ⅲ. ①养生(中医)—基本知识 Ⅳ. ①R212

中国国家版本馆CIP数据核字(2024)第104013号

跟国医大师学养生

庞丹丹　杨金生　李富龙　主 编

策划编辑　王　梅
责任编辑　王　梅
封面设计　王　磊
出版发行　中医古籍出版社
社　　址　北京市东城区东直门内南小街16号（100700）
电　　话　010-64089446（总编室）010-64002949（发行部）
网　　址　www.zhongyiguji.com.cn
印　　刷　北京市泰锐印刷有限责任公司
开　　本　710mm×1000mm　1/16
印　　张　12
字　　数　149千字
版　　次　2025年1月第1版　2025年5月第2次印刷
书　　号　ISBN 978-7-5152-2838-9
定　　价　78.00元

中国中医科学院中医基础理论研究所自主选题第16批

开放课题：中医养生规范专家共识的研究与推广

（YZX-202206）

《跟国医大师学养生》

编委会

名誉主编： 杨建宇

主　　编： 庞丹丹　杨金生　李富龙

副 主 编： 赵凯维　钟永泉　熊　婕　孙华君　胡界晴

编 委 会： 张美旋　张婧如　李要远　李　敏　吴丽丽　黄英华　王丽娟　刘理想

简　介

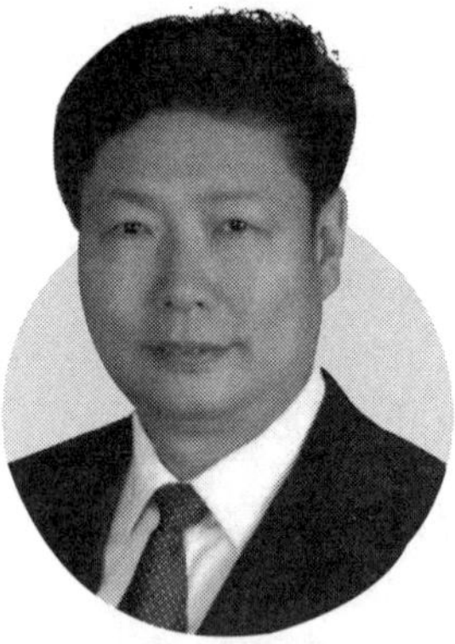

主编：杨金生

研究员，主任医师，博士研究生导师，中国中医科学院中医基础理论研究所原所长，国医大师程莘农院士传承博士后，国家级非遗“程氏针灸”第三代学术继承人。兼任世界针灸学会联合会秘书长，全国政协第十一、十二届委员，中国致公党中央医疗卫生委员会副主任，曾任国家中医药管理局对台港澳中医药交流合作中心主任，国家中医药管理局中医师认证中心和职业技能鉴定中心主任等职。

先后承担国家自然科学基金委员会“不同手法刮痧的生物学效应和机制研究”、科技部重大新药创制“扶正消症胶囊候选药物研究”、中医药管理局行业专项“针灸戒烟研究”和针灸标准之刮痧技术规范研究等科研课题27项，主编《中风病防治研究》《中国标准刮痧》《国医大师程莘农传承实录》等著作56部，发表学术论文120余篇，牵头制定团体、行业、国家和国际标准及临床指南7项，研发院内制剂4项，获科技成果奖励20余项，其中“国医大师程莘农学术思想和临床经验的研究与传承”获中国针灸学会科学技术一等奖，“刮痧循经理论及生物学基础研究和标准体系制订与应用”获中华中医药学会科学技术进步一等奖，“刮痧技术标准关键指标的基础与临床研究”获北京市人民政府科学技术二等奖等。

长期从事中医基础理论、针灸技术标准、名家学术传承、非遗保护和临床研究工作，擅长治疗心脑血管病、胃肠道疾病、肿瘤术后调理和骨关节疼痛等疾病。被聘为中国科协针灸科学传播专家、国家中医药管理局科普巡讲专家、国务院侨办咨询委员和“文化中国·名家讲坛”海外巡讲专家等。被评为全国优秀科技工作者，中医药文化建设先进个人，全国中医药优秀管理人才，享受国务院政府特殊津贴。

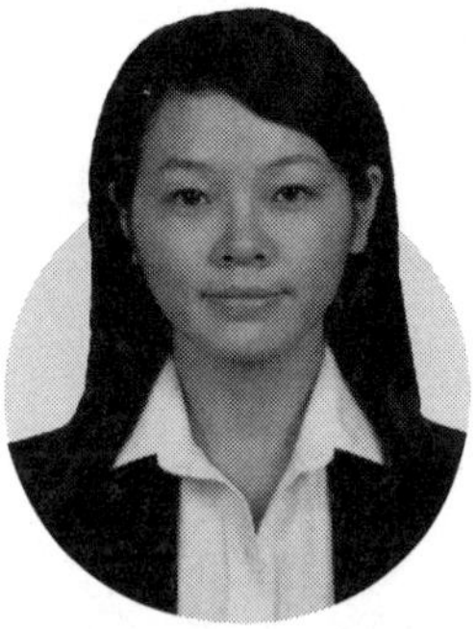

庞丹丹，中国中医科学院《中医杂志》（英文版）副主任，世界针灸学会联合会针灸交流中心副秘书长，中国医药新闻信息协会中医药传承创新专业委员会常务委员、副会长，中国人体健康科技促进会医药科技专业委员会副秘书长，中医药翻译与国际传播专委会青年委员，中国中医药信息学会妇科分会常务理事，中国人口文化促进会国医名师学术经验传承工作委员会委员。

从事中医药临床和出版工作。英文期刊的选题、策划、约稿、专栏建设；临床擅长针药结合治疗妇科、内科、皮肤科常见及疑难疾病。尤擅长治疗痛经、盆腔炎、阴道炎、卵巢储备功能下降；慢性胃炎、胆囊炎、胆石症、高脂血症、慢性肾炎、关节炎、痛风；黄褐斑、痤疮。

先后参与20余部中医类著作的编写，发表文章10余篇，参与4项针灸专利申请，主持国家级课题3项，院级课题2项。

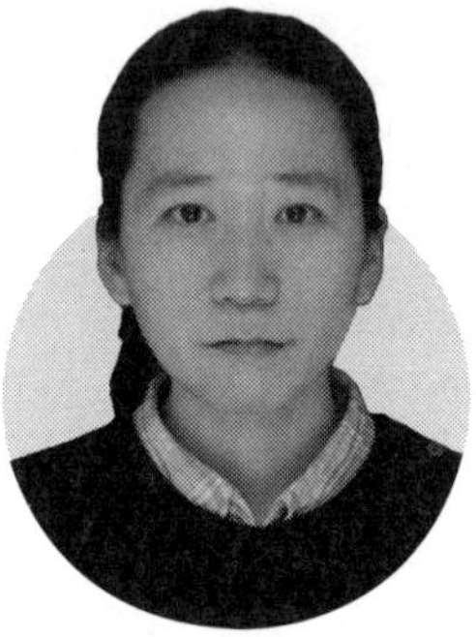

李富龙，女，医学博士，副主任医师，从事中医临床工作14年。上海中医药大学中医内科学专业毕业。师从上海市名中医朱生樑教授、倪克中教授、周永明教授。

发表各种学术论文10余篇，参编著作8部。主持并参与国家、省市级科研项目多项。现任上海市食疗研究会膏方专业委员会常务委员、中国民族医药学会脾胃病分会理事、上海市中医药学会脾胃病分会青年委员、中国医师协会中西医结合医师分会肝病学专业青年委员会委员、上海市中西医结合学会肝病专业委员会青年委员、上海市中西医结合学会传染病专业委员会委员、上海市社会医疗机构协会肿瘤医学分会委员。

入选上海市高校青年教师培养资助计划，作为指导老师带队参加2021年上海市住院医师技能比赛（中医专场），获“团队奖一等奖”和“指导教师教学奖一等奖”。

擅长应用中医、中西医结合方法诊治慢性胃炎、胃食管反流病、溃疡性结肠炎、肠易激综合征、便秘、慢性肝病、消化道肿瘤等消化系统常见疾病。

副主编

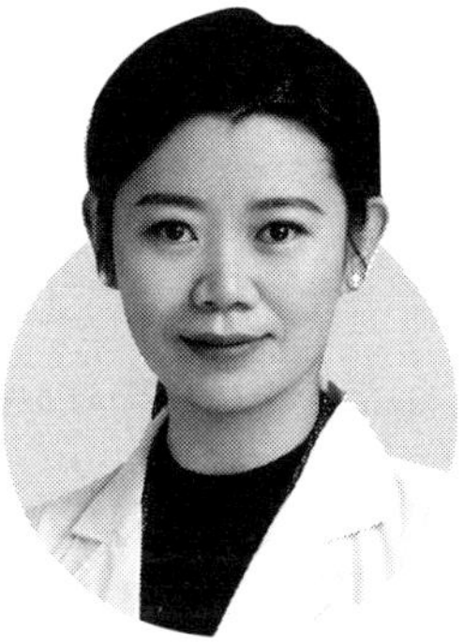

赵凯维，医学博士，中西医结合博士后，副研究员，硕士研究生导师，中国中医科学院优秀青年人才，全国名老中医药专家学术经验传承人，主要从事名老中医学术经验传承研究、中医治则治法与养生研究等。主持北京市中医药科技发展基金2项、中国中医科学院科技创新工程重大攻关项目1项，其他院级课题项目4项，参与国家级、省部级等各级项目近10项，发表学术论文60余篇，副主编、编委出版专著6部，获中华中医药学会科学技术奖学术著作奖1项。

钟永泉，广州市海珠区官洲街社区卫生服务中心

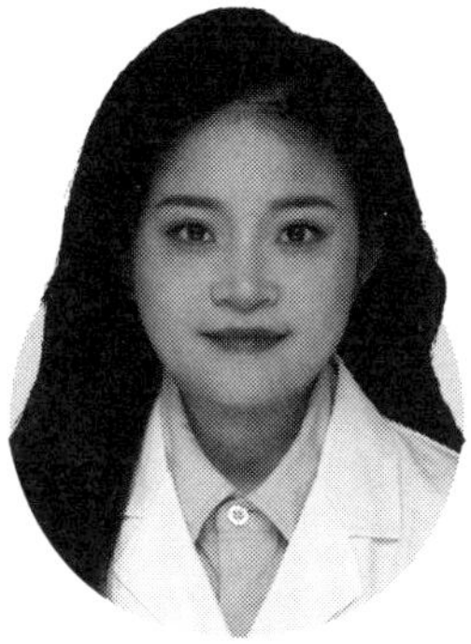

熊　婕，博士研究生，毕业于中国中医科学院。中国中医药科技发展中心（国家中医药管理局人才交流中心）。主要研究方向为中医特色健康管理研究，开展中医特色的社区居民健康监测和健康干预研究，以及基于大数据思想及复杂网络方法，探索针刺干预单纯性肥胖等慢病的生物学机制研究。先后参与国家级、省部级课题7项，以第一作者发表论文4篇，作为主要执笔人参与撰写形成3个健康相关战略规划报告。

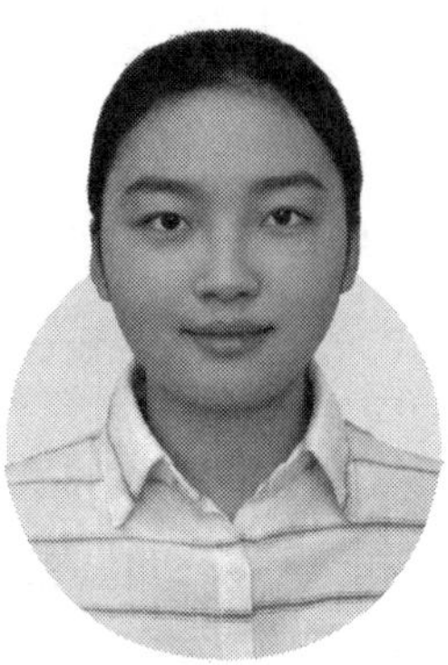

孙华君，硕士研究生，毕业于中国中医科学院中医信息学专业，中国中医科学院中医药信息研究所数字中医药与应用方法学研究室实习研究员。研究方向为中医药知识组织。主持科研课题 2 项，其中 1 项已结题，1 项仍在研，参与课题 10 余项。以第一作者身份发表论文 2 篇，参与发表论文 5 篇，参与研制国际标准 1 项，参与申请软件著作权 7 项。

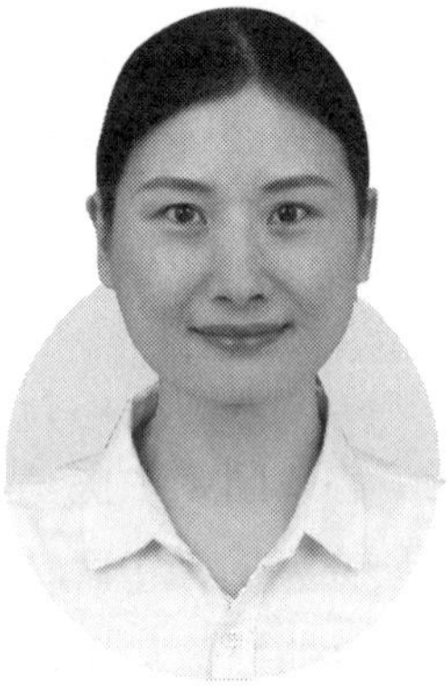

胡界晴，女，毕业于北京中医药大学，硕士研究生，主治医师，2012 年至今就职于丰台社区卫生服务中心，期间 2012 年 10 月 –2015 年 7 月于广安门医院进行规范化培训。北京康复医学会中西医结合专委会委员，发表 SCI 论文 1 篇，中文论文 4 篇，主编《女人健康十三讲》，擅长中西医结合预防、治疗、管理高血压、糖尿病、冠心病、脑血管病等慢性病，以及呼吸系统、消化系统、内分泌系统等社区常见病的诊疗。

前　言

国医大师是中医领域的杰出代表，拥有丰富的医学知识和经验，对人体的健康和长寿有着独到的见解。通过分析国医大师的养生经验，我们可以获得智慧的指导，了解中医智慧的精髓，从而实现自身健康和延年益寿的目标。

在现代社会，中医的价值被越来越多的人所重视。中医强调的是整体的治疗和平衡，努力维持身体的阴阳平衡，提高人体的抵抗力和调节力。国医大师通过深入研究中医脉络和经典著作，总结出许多宝贵的理论和实践经验，这些都是我们学习的宝贵资源。

延年益寿养生的方法并非一成不变，而是因人而异。每个人的身体状况、个人习惯以及环境差异都不尽相同，因此，国医大师强调个体化的养生方法。通过与国医大师的学习和交流，我们可以了解自身的身体特征和养生需求，从而制定适合自己的延年益寿养生计划。在接下来的篇章中，我们将深入研究国医大师的理论和实践，并探讨如何将其应用于现代生活中。从中医养生的基本原则，到养生方法和秘笈的传授，我们将帮助大家全面了解中医延年益寿的智慧。

跟随国医大师学习如何延年益寿养生，是一场关于自身健康和生命品质的革命。让我们抓住这个机会，与国医大师一起踏上养生之路，实现长寿和幸福的目标。

目　录

第一章

四季养生

养生一词最早见于《庄子·内篇》。所谓生，即生命、生存、生长之意。所谓养，即保养、调养、补养之意。养生就是保养生命。养生保健思想在我国源远流长。对中医养生学的深入研究，在建立社会－心理－生物医学模式的新构想上，具有非常重要的指导意义。

中医学认为，人秉天地之气而生，四时之法而成，大自然界是人们赖以生存的必要条件，一年四季的变化同样随时影响人体的脏腑官窍及皮肉筋骨脉等的功能活动。中医四季养生强调人与自然的关系，认为四季变化规律与人体生命规律存在共通性，人们应顺应自然环境、四时气候春暖、夏热、秋凉、冬寒的变化，通过各种方法保养生命，调整自我，增强体质，以达到未病先防、健康长寿。

一、中医对四季的认识

四季的起源与古代人对天象的观测有关。在中国传统思想里，有“通天下　气耳”，《易经·系辞下》：“天地氤氲，万物化醇；男女媾精，万物化生。”由于天地之气的交感合和，天地万物包括人在内由此而生，并产生生、长、壮、老、病、已的变化。一气分阴阳，阴阳处于不断消长平衡状态，自然界的黑夜白天、四季的阴阳都在消长变化，也正是处于这种平衡之中，随着春夏秋冬四季运转不已，阴阳之气也在互相转化。认为冬至是阳气生长的起点，春分白天黑夜时长相等，是阳气上升期、阴气衰退期的平分过程，夏至是阴气生长的起点，秋分黑夜白天时长相等，却是阳气衰退期、阴气上升期的平分。中医对四季的理解不是一个单独的概念，是属于自然界大系统中整体的一部分，它与四方、五行、六淫等有着密切的联系。

《灵枢·岁露论》“人与天地相参也，与日月相应也。”年月季节、昼夜晨昏等时间因素，影响了自然界不同的气候及物候特点，同时影响着人体的生理活动与病理变化。随着时间医学的发展，近年来已明确人体机能随着昼夜、季节的变换发生周期性的变化。人体的组织器官乃至亚显微结构与其物质代谢的变化均表现出一定的节律性，如月节律、季节律和年节律等等。已有研究证明，四季的变化可通过影响褪黑素的分泌，从而影响体温调节、神经－内分泌－免疫调节、生物节律以及睡眠等，进而广泛影响人体生理及心理功能。这些原因导致人体出现季节性不适、罹患急性传染病以及慢性病急性发作。春季阳气生发，风气当令，腠理疏松，阳气向外发泄，对风寒的抵抗力减弱，易发生春温；若生发不及，又易产生郁病。从现代医学的角度而言，春季气候多变，易发生上呼吸道传染性疾病及过敏性疾病，同时神经递质、神经肽等脑内活性物质发生紊乱，易出现抑郁症。夏季阳气盛隆，气候炎热，湿度较大，人体新陈代谢在此季节处于最高峰，在高温环境下散热过程加强，易出现热射病与皮炎，此期肠道致病菌繁殖迅速及胃肠道功能紊乱，易发生腹泻，由于空调环境逐渐增多，易导致夏季感冒及空调综合征发生。秋季阳气收敛，阳气开始下降，光照时间减少，天气变冷，气候干燥，人身顺应自然界敛藏之性，毛窍开始渐闭，收藏阴津。此时，人体免疫力及新陈代谢水平开始下降，易发生上呼吸道感染及慢性疾病急性发作。冬季阳气收藏，光照时间最短，散热减少，新陈代谢水平最低，心脑血管疾病、肺部疾病发生较多。《时病论》专门论述了一年四季的多发病，如春季的春温、风温和伤风，夏季的泄泻、痢疾和中暑，秋季的疟疾、湿温和秋燥，冬季的咳嗽、伤寒和冬温。这些时令病都有各自的发病时间。那么根据时间节律来确定养生原则，顺应季节变化进行养生保健，是中医天人合一观念的体现，可使人体精神身体顺应季节变化，达到健康防病的目的。

【国医大师如是说】

国医大师段富津认为[1]道法自然，顺时而为养生应遵循天地四时的规律，调配合宜食疗，以滋养调理周身，达到治未病而延年的目的。段老常说："最好的养生，就是道法自然，不违背天地四时自然之气。"人与自然界是一个动态变化的有机整体，即天人合一。春温、夏热、秋凉、冬寒的四季气候变化规律对人体的脏腑、气血、经络均有一定的影响，即《黄帝内经》中提出的"运气"思想。人类赖以生存的自然界，其运行形成四时变化使人体的生命活动一刻也不能脱离自然条件，只有顺应自然的变化，及时地作出适当的调节，才能保持健康，滋养身心。

国医大师何任[2]认为，养生需要顺时，而不是"不合时宜"，要尽量避免或减少直接受到剧烈的气候变化影响，以保护健康。譬如夏日酷暑，应尽量避免烈日暴晒，暑气中行走；冬日严寒，室内应使用炉火或空调注意保暖。又如节气转换应适时增减衣服等[3]。这些都与《素问·上古天真论》所谓“虚邪贼风，避之有时，恬淡虚无，真气从之，精神内守，病安从来”的原则相一致。

二、春季养生

《素问·四气调神大论》曰：“春三月，此谓发陈，天地俱生，万物以荣，夜卧早起，广步于庭，被发缓形，以使志生，生而勿杀，予而勿夺，赏而勿罚，此春气之应，养生之道也；逆之则伤肝，夏为寒变，奉长者少。”这是《黄帝内经》关于春季三个月调神养生的总则。春季有三个月，大约每半个月就有一个节气，共有六个节气，包括立春、雨水、惊蛰、春分、清明、谷雨。每个节气都具有不同的气候特点，古人通过节令特点变化来指导农耕，同时也运用于养生保健中。因此，从饮食、起居、衣着、情志等方面顺应自然的变化进行养生调摄，对于疾病的预防和慢性病的保健具有重要的作用。

春季养生要顺应春天阳气生发，万物始生的特点，注意保护阳气，着眼于一个生字。按自然界属性，春在五行（木、火、土、金、水）中属木，五脏（心、肝、脾、肺、肾）中与肝相应（备注：五行学说，以五行特性来说明五脏的生理活动特点，如肝喜条达，有疏泄的功能，木有生发的特性，故以肝属“木”）。肝的生理特性是主升、主动，喜条达而恶抑郁，在志为怒。因此，在春季精神养生方面，要力戒暴怒，更忌情怀忧郁，做到心胸开阔，乐观向上，保持心境愉悦的好心态。

春天在起居方面，人体气血亦如自然界一样，须舒展畅达，这就要求我们“夜卧早起，广步于庭，被发缓形”，即夜卧早起，免冠披发，松缓衣带，舒展形体，多参加室外活动，克服倦懒思眠状态，使自己的精神情志与大自然相适应，力求身心和谐，精力充沛。穿衣方面，因春季气候变化较大，天气乍寒乍暖，由于人体腠理开始变得疏松，对寒邪的抵抗能力有所减弱，容易生病，也特别容易损阳气，稍受风寒，易发宿疾，所以，初春时节特别是生活在北方地区的人不宜褪去棉服，年老体弱者换装尤宜审慎，不可骤减。《千金要方》主张春时衣着宜“下厚上薄”，《老老恒言》亦云：“春冻未泮，下体宁过于暖，上体无妨略减，所以养阳之生气。”

与春季相通应的为肝，足厥阴肝经之支脉、别络和太阳少阳之脉，同结于腰踝下中篌、下篌之间，经气不利则腰痛不可以俯仰；足厥阴肝脉过阴器，抵小腹，布胁肋，肝脉受邪，经气不利，则胸胁胀满，少腹疼痛，疝气；肝脉上行者循喉咙，连目系，上出额至巅顶，本经经气不利则巅顶痛，咽干，眩晕；肝主疏泄，肝气郁结，郁而化火则口苦，情志抑郁或易怒。

春季养生另一方面，就是要防病保健。特别是初春，天气由寒转暖，各种致病的细菌、病毒随之生长繁殖；温热毒邪开始活动，现代医学所说的流感、流脑、麻疹、猩红热、肺炎也多有发生和流行。为避免春季疾病的发生，在预防措施中，一要消灭传染源；二要常开窗，使室内空气流通，保持空气清新；三要加强锻炼，提高机体的防御能力。此外，注意口鼻保健，阻断温邪上受首先犯肺之路。

【国医大师如是说】

国医大师李辅仁[4]推崇适时适度使用有药用价值的食材，进行食疗保健。因食材有其归属经络、寒热偏性，故而在不同季节有针对地食用，可起到调节机体平衡、治疗疾病、滋补强身、保健抗衰等保健作用。尤其不能忽视季节气候的异常变化与人体的现时状况等，要和食疗养生观点结合来看，才不会出现偏颇。春季，万物复苏，生机盎然，人体阳气也顺应自然，渐趋旺盛，宜食葱、姜、大枣等辛甘发散之品以助春阳、调护人体阳气，而不宜食酸涩收敛之品。春夏饮食宜清淡，多吃绿色新鲜时令蔬菜[5]。

三、夏季养生

《素问·四气调神大论》曰："夏三月，此谓蕃秀，天地气交，万物华实，夜卧早起，无厌于日，使志无怒，使华英成秀，使气得泄，若所爱在外，此夏气之应，养长之道也；逆之则伤心，秋为痎疟，奉收者少，冬至重病。"这是《黄帝内经》关于夏季三个月调神养生的总则。夏季三个月，起于立夏止于立秋前一天，有六个节气，即立夏、小满、芒种、夏至、小暑、大暑。每个节气十五天。夏季是万物生长、繁荣秀丽的季节，夏季养生正当时，掌握一些夏季养生保健方法，才能让你轻松度过"难熬"的炎炎夏日。

立夏前后，天气转热，传统中医认为，"暑易伤气""暑易入心"。因此，值此时节人们要重视精神的调养，加强对心脏的保养，保持神清气和、心情愉快的状态，切忌大悲大喜，以免伤心、伤身、伤神。过分紧张、恼怒，会增加心血管系统的负担，使心跳加快、血压升高，容易发生心血管方面的疾病；畅达、轻松的情绪，则是缓解及减轻心脏负担的一种好方法。

起居方面，要晚睡早起，以顺应自然界阳盛阴虚的变化。夏季正午1点到3点气温最高，人容易出汗，午饭后，消化道的血供增多，大脑血液供应相对减少，所以，中午人们总是精神不振，昏昏欲睡，应增加午睡，通过午睡来补充睡眠。中午没午睡习惯的人，可听听音乐或闭目养神，以保证饱满的精神状态和充足的体力。衣着方面，夏天出汗多，衣服要轻薄，清洗勤换。立夏后要注意不可过度出汗，运动后要适当饮温水，补充体液。运动方面，立夏后的运动不要过于剧烈，可选择相对平和的运动如太极拳、太极剑、散步、慢跑等。

立夏节气常常衣单被薄，即使体健之人也要谨防外感，一旦患病不可轻易运用发汗之剂，以免汗多伤心。老年人更要注意避免气血瘀滞，以防心脏病的发作。故立夏之季，情宜开怀，安闲自乐，切忌暴喜伤心。

此外注意预防菌痢，夏季气候适宜痢疾杆菌繁殖，天热人们喜欢吃生冷食品引起肠胃功能紊乱，这些都是菌痢多发的原因。应搞好环境卫生、饮食卫生和个人卫生，加强对饮食、水源管理，消灭苍蝇，不吃生冷蔬菜，不吃不洁瓜果。初夏时节气候干燥，人易上火，避免焦虑、紧张情绪；补充维生素和微量元素防治口疮发生。还要注意预防流行红眼病。此病潜伏期短，受感染后24小时内发病，自觉双眼剧烈疼痛，畏光流泪，有异物感。得了红眼病，一要防止传染，二要及时治疗。

【国医大师如是说】

100多岁高龄的国医大师、我国著名中西医结合专家阮士怡[6]教授认为，许多中老年人患有心血管疾病，在立夏时节需要顺应节气变化，保养心、脑与血脉，预防心脑血管疾病的发作。所谓“足受血而能步，掌受血而能握，指受血而能摄”，就说明了血液循环的重要性。阮老指出：“心血管的健康是整个人身体健康的重要部分，心血管不健康，身体就不行了。重点放在血管上，越早把血管弄通弄好，身体就不会有问题。”可见心血管对人身体健康至关重要，而保护心血管健康关键在于一个“通”字。

国医大师李辅仁[7]认为夏季气候炎热，万物生长，人体机能也发生相应的变化，阳气易向外发泄，所以饮食要顾护阳气、顺应万物生长的特点，多食营养丰富的蔬菜瓜果，平时多喝绿豆汤、赤小豆汤等甘寒清淡解暑食物，少食油腻，因为黏腻之物易使湿邪停留。

国医大师路志正[8]认为夏季吃姜可改善体表阳气盛、体内脾阳虚的状况从而有效地保护脾胃功能。姜还是男性保健品。男子不可一日无姜，姜醒脑提神促进血液循环，防止动脉硬化，可抗衰老。

国医大师邓铁涛[9]就是根据四时变化来合理调整饮食的，如在夏秋之际，他会服用清粥，以清肠道、护脾胃；夏天会适当吃些苦瓜，以清心火等。

四、秋季养生

《素问·四气调神大论》曰："秋三月，此谓容平，天气以急，地气以明，早卧早起，与鸡俱兴，使志安宁，以缓秋刑，收敛神气，使秋气平，无外其志，使肺气清，此秋气之应，养收之道也；逆之则伤肺，冬为飧泄，奉藏者少。"这是《黄帝内经》关于秋季三个月调神养生的总则。秋天的三个月，是万物果实饱满、已经成熟的季节。在这一季节里，天气清肃，其风劲急，草木凋零，大地明净。人应当早睡早起，跟鸡同时作息，使情志安定平静，用以缓冲深秋的肃杀之气对人的影响；收敛此前向外宣散的神气，以使人体能适应秋气并达到相互平衡：不要让情志向外越泄，用以使肺气保持清肃。中医养生要遵循中医"天人合一"整体观的理念，秋季养生针对秋季燥邪当令的特点，遵循"秋冬养阴"的原则，针对秋季的时令特点，在饮食、起居等诸多方面取众法之长，综合调治。

人们在夏季酷热大汗后，常损耗过多，会出现体内营养及水分不足。而进入秋季后，天气渐凉，气候干燥，因此极易出现秋燥。中医认为，燥为秋季主气，其性干燥，易耗津液。立秋后基本上是以温燥为主，表现为湿热、阴虚、火旺。初秋免不了出现"秋老虎"的炎热天气，这种天气很容易令人心情烦躁，应积极防范"情绪中暑"。要做到内心宁静，神志安宁，心情舒畅，切忌悲忧伤感，即使遇到伤感的事，也应主动予以排解。同时还应收敛神气，以适应秋天容平之气。如果人体违逆了秋季收敛之气，就要伤害肺气。秋季伤害了肺气，到了冬季，就要发生病变，这是因为人在秋季养"收气"不足，到冬季奉养"藏气"力量不够的缘故。

起居方面，需早睡早起，多呼吸新鲜空气，多做深呼吸，以及时排出体内的有害物质。立秋过后，可以明显感觉到现在的昼夜温差逐渐变大，注意防止夜间着凉，尽量夜间少用空调，可趁早晚清凉时分勤开窗户通风，流通空气，保持室内空气新鲜。衣着方面，出汗后应用干毛巾擦干，或及时洗澡换衣服，以防感冒。运动方面，注意不做剧烈运动，不过度劳作，可适度慢跑，促进血液循环，增强体质。

立秋过后，肺与秋季相应，而秋季干燥，气燥伤肺，容易产生疾病。因此需要润燥、养阴、润肺。而此时，肝脏、心脏及脾胃还处于衰弱阶段，因此，立秋过后肺功能开始处于旺盛时期，因此要加强调养，使肺气不要过偏，影响机体健康。

要适当多润肺，多补充水分，少食辛辣、烧烤、油腻、伤胃的食物，相反，可多吃点果仁类的食物。另外，在肺盛之时易影响到肝，而肝主情志，疏泄气血，肝气受制的秋天，人们容易出现情绪低落等表现，表现在生理方面则为容易引起气血失调等疾病的发生，如内分泌紊乱、月经失调、心慌心悸、失眠问题等，当出现此类现象时，可通过养阴、柔肝、疏解等方法调理。

【国医大师如是说】

国医大师李辅仁[10]认为，秋季天地阳气渐收，阴寒渐长，万物收敛，气候凉燥，最易耗伤津液，宜多吃汁液丰富滋润之品，如梨、蜂蜜、百合、乳品、甘蔗等，以防燥护阴、滋阴润肺。同时，银耳冰糖粥、百合莲子粥、黑芝麻粥、红枣糯米粥都是益阴养胃润肺佳品。

国医大师路志正[11]表示，食姜有讲究，一年之内秋不食姜，一日之内夜不食姜。随着夏季的结束，秋季天气逐渐转凉，气候干燥，气伤肺，再吃辛辣的生姜，容易伤及肺加剧体内水分流失。

国医大师贺普仁认为[12]，秋冬进补最为合适，可多吃黑豆、黑芝麻、黑米、山药、芡实等滋补食物。

五、冬季养生

《素问·四气调神大论》曰："冬三月，此谓闭藏，水冰地坼，无扰乎阳，早卧晚起，必待日光，使志若伏若匿，若有私意，若已有得，去寒就温，无泄皮肤，使气亟夺，此冬气之应，养藏之道也，逆之则伤肾，春为痿厥，奉生者少。"这是《黄帝内经》关于冬季三个月调神养生的总则。冬三月是从立冬日开始，经过小雪、大雪、冬至、小寒、大寒，直到立春的前一天为止。冬季养生主要指通过饮食、睡眠、运动、药物等手段，达到保养精气、强身健体、延年益寿的目的。冬季养生的重要原则是"秋冬养阴""养肾防寒"，这就是冬季的"养藏之道"，违背了这一规律，则"少阴不藏，肾气独沉"。意思是足少阴肾经的精气得不到闭藏，肾中命门之火外泄，使肾水沉寒，不能滋生肝木（五行之中肾为肝之母），到了来年春天就容易发痿证（春季对应于五脏中的肝脏），导致气血厥逆。肝气的生发不足，又容易滋生一系列的病症。

在精神调养上要做到控制情志活动，保持精神情绪的安宁，避免烦扰，以使体内阳气得以潜藏，不要扰动阳气而破坏人体阴阳转换的生理功能；要早睡晚起，日出而作，以保证充足的睡眠，利于阳气潜藏、阴精蓄积。

起居方面，早睡晚起，日出而作，保证充足的睡眠，有利于阳气潜藏，阴精蓄积。年轻人要避免夜生活丰富、睡觉过晚，老年人要避免晨练起得太早。长跑能对心肺功能产生较好的效应，它可使心肌收缩力加强，心输出量增加，氧的吸收和运输效率提高，可使人精力充沛，体力增强，是一项老少皆宜的冬季健身运动。

中医讲，“冬养肾”。立冬到了，养肾的时机也就到了。在冬天的时候做“吹”字补肾功可以很好地养肾，对腰膝酸软、盗汗遗精、阳痿、子宫虚寒等疾病有一定的防治作用。

具体步骤：

（1）微屈膝，下蹲，松开两手，内旋外翻手心向外缓缓展开。

（2）起身，两手外旋内翻缓缓收回，轻抚腹部。

（3）双手绕腰腹一周。

（4）微屈膝，下蹲，两手沿腰骶、双腿外侧下滑并顺势前摆（手从腰部下滑时即开始配合口吐“吹”字诀，先呼后吸，呼气时读“吹”字，口为撮口，唇出音）。

（5）起身，两掌心向内，缓缓收回，轻抚腹部，反复 6 次。

（6）做完第 6 次后，两手前摆收回至腹前后，微屈膝下蹲，两掌缓缓展开。

（7）起身，两掌外旋内翻缓缓收回，虎口交叉相握，轻覆肚脐，静养 2–3 息。

【国医大师如是说】

李辅仁谈道[13]：冬季，阴气盛极，阳气潜藏，人体阳气亦随之内收，在此时进补，能使食材营养得以留存，以滋养五脏四肢百骸，是数千年来防病强身之道。强身可以抑制疾病，抑制疾病又可以强身，二者是相辅相成的。可以选用滋补强壮类的膳食，如谷类、羊肉、木耳、枸杞子、红枣等[14]。

李佃贵[15]说：冬季应多吃地下蔬菜，因地下蔬菜多是秋冬季节收获，是敛天地之精华慢速生成的，生长时间较长，蓄积的营养较多。另外地下蔬菜多为根茎类，储藏的淀粉富含维生素A，是天然的耐寒营养剂。

【国医大师的二十四节气养生食谱】

国医大师邹燕勤[16]已年逾九旬，可见过她的人都说她看起来相当年轻，皮肤无斑，面色红润。对此，著名肾病专家邹云翔先生（邹燕勤的父亲）关门弟子、南京中医药大学附属南京博大肾科医院院长、全国中西医结合著名肾病专家、博导王钢（同时也是邹燕勤教授的女婿）认为，这要归功于中医世家坚持节气养生的好习惯。他与邹燕勤教授将邹氏三代人的养生食谱总结归纳出来。

立春　养肝明目粥

立春天渐暖，要防倒春寒。此时易患流感等流行传染病，要养阳护肝，戒暴怒。

枸杞子 15 ～ 20 克，粳米 50 克，同入砂锅内，加水 500 毫升，文火熬至沸腾。待汤稠有油时，关火焖 5 分钟。加白糖搅匀，每日早晚温服。

功效：补血明目，滋阴益肾，防治肝肾阴血亏虚所致的头晕目眩、视力减退、腰膝酸软等。

雨水　黄芪鲫鱼汤

雨水气候趋暖，人们逐渐去棉穿单。人体皮肤腠理已变疏松，易感风邪致病。此时应继续"春捂"。

黄芪 15 克，鲫鱼 1 条（约重 300 克），猪瘦肉 200 克，生姜 15 克，葱 10 克，料酒 30 毫升，白糖、精盐各 5 克，味精、胡椒粉各 2 克，醋 3 毫升，鲜汤 2000 毫升。鲫鱼剖去内脏，切成两段，瘦肉切方块，黄芪切段。锅中加水烧开，下黄芪、瘦肉、生姜煮熟后，下鲫鱼，加其余配料稍后调味。

功效：补气健脾、美容润颜。鲫鱼不宜和大蒜、蜂蜜、猪肝、鸡肉、鹿肉及麦冬、厚朴、沙参同食。

惊蛰　荞麦面

惊蛰节气万物复苏，需防传染、过敏、精神病。

荞麦面 100 克，红辣椒 2 小根，可据喜好加生菜、芹菜、萝卜（可生用）、绿豆芽（可生用）、青蒜、春笋。清汤荞麦面，开水煮开后，焖 3 ～ 5 分钟。加淡酱油高汤做底，勿有油花，撒几根葱丝。可加时令蔬菜拌上。

功效：清火解毒，健脾消积。

春分 蛇蝉汤

春分忌偏热、偏寒、偏升、偏降的饮食。推荐食用春芽食物，如鲜荠菜、春韭、柳芽、香椿芽、马兰头、春笋、芦笋、胡萝卜等。

乌梢蛇 250 ～ 750 克（忌犯铁器），连皮剁成 3 厘米长的段，焯水后放汤锅内。加清水 1500 克，米酒 20 克，姜块、葱，蝉衣 10 ～ 15 克，旺火烧开，小火煮至酥烂，放盐即可。

功效：祛风通络，治风疹瘙痒。春分或夏季常见的小儿面部过敏、湿疹者，更宜多喝蛇蝉汤。

清明 按体质喝茶

清明易出现高血压、精神异常、焦虑等，调节情绪很重要。

对 5 种常见的异常体质，需量体喝茶：气虚体质推荐祁红、滇红、普洱等；血虚体质推荐碧螺春、黄山毛峰、茉莉花茶、太平猴魁等；阳虚体质推荐陈年千两茶、陈年茯砖等；阴虚体质推荐蒙顶黄芽、君山银针、白牡丹；湿热体质推荐正味铁观音、武夷岩茶等。

谷雨 早中晚都榨果蔬汁

谷雨升温加快，雨量增多。防感冒、防湿气、防风。抓紧时机调肝血。

早餐能量汁：山药 50 克，黄豆、黑豆、燕麦各 20 克，枸杞子 5 克，加水 1000 毫升。

午餐活力汁：甜菜根 1 只，胡萝卜 3 根，梨 1 个，菠菜 1 小把，蓝莓 15 颗，百合 10 片。

晚餐增强免疫汁：白萝卜 220 克，紫甘蓝 200 克，青苹果 1 只，柠檬 1/3 个，姜适量。

立夏　紫苏昂子鱼豆腐汤

立夏天渐热，要防心累和津伤。

紫苏80克，昂子鱼（又名黄骨鱼）2条，豆腐1盒。昂子鱼洗净，大点的鱼可切段，加少量姜、盐、料酒腌15分钟。豆腐切小块，用凉水浸泡，捞出备用。煎鱼前，先用生姜片擦锅子，倒适量油烧热后放鱼煎2～3分钟。加入适量料酒、葱和开水，盖锅盖大火煮10分钟。汤变白后倒入豆腐，中火煮3分钟放紫苏再煮2分钟，加盐、胡椒粉调味。

功效：邹云翔处方常开紫苏，生活中也喜欢食用。此膳可防感冒、暖胃、健脾、通乳等。

小满　小麦芝麻核桃糊

小满时节以精神养生为主，需保持心态平静。防风疹、湿疹等皮肤病。

小麦面粉500克，香油150克，熟黑芝麻、核桃仁各25克，白糖、糖桂花汁适量。小麦面粉用微火搅炒约10分钟，待面粉呈麦黄色时，取出过细箩，仍放回原锅中。另起锅放香油，大火烧热，倒入熟小麦粉搅匀备用。熟核桃仁去皮，研细末；同熟黑芝麻倒入炒面中拌匀。

服法：用沸水将油炒面冲搅成稠糊状，然后放入适量的白糖和糖桂花汁搅匀。补气健脾、养肝益肾、养血补血、延缓衰老。特别适用于年老体衰、大病恢复期病人早餐食用。

芒种　芦荟蜂蜜汁

芒种防霉防湿，晚睡早起，中午小憩，勤换衫、冲澡，使情志愉快。防妇科病、尿道与前列腺感染、真菌感染等。

芦荟2片，蜂蜜、水各适量。将芦荟洗净，撕去表皮，取肉，备用；

将透明的果肉放入果汁机中榨汁；加蜂蜜和水拌匀即可。

功效：清热排毒、润肠通便、降脂减肥。可根据排便效果自行增减芦荟用量。邹云翔教授、邹燕勤教授、王钢教授日常推荐这种家庭果蔬汁防治便秘。

夏至 西洋参西瓜鸭

夏至宜早睡早起，保证 6 ～ 7 小时睡眠，室内外温差不宜过大；不宜过分剧烈运动；需祛除体湿。

西瓜 1 个，鸭 1 只（重约 1500 克）。鸭入沸水内氽透，剔去大骨，切块。在西瓜蒂处切开茶杯口大的口，挖去瓜瓤，将鸭块和西洋参放入瓜内。放姜 5 克、葱 5 克、料酒 15 克、盐 7 克、白糖 10 克、胡椒粉 1 克，加水没过鸭块，把切下的瓜蒂盖在西瓜开口处，用竹签插封好。将西瓜放入瓷盆中，上笼用大火蒸 2 小时，至鸭肉酥烂取出。

功效：滋阴补津，清热解毒，特别适合老人，每 10 天服用一只西瓜鸭。

小暑 菊花脑

宜避暑气，少食荤、温燥热、生冷寒凉的食物。

菊花脑是南方地区最常见的野生蔬菜，性味苦、辛、偏凉，具有清热解毒、凉爽清口、调中开胃、凉血降压等功效。可做清炒菊花脑、凉拌菊花脑、菊花脑煮鸡蛋、菊花脑蛋汤、菊花脑西红柿汤食用。

大暑 清暑五豆浆

大暑热最极，要防暑气伤津，重视保护胃气。

绿豆、红豆、黑豆、黄豆、白扁豆各 15 克，浸泡 12 小时。煮粥时加适量紫米、大米；煮汤时文火60分钟即可；打浆时放入打浆杯中加水至上下线位之间，选择制浆程序。补心、补肾、补肝、补脾。

立秋　铁皮石斛榨汁液

立秋需防肺燥，防便秘，防鼻衄。

取鲜铁皮石斛10克，冷水浸泡洗净，去衣，切成短条。放入榨汁机中，加1/4升水，开机榨汁30秒后暂停，再加入1升左右的水继续榨1～2分钟，过滤即可饮用。也可据喜好加少量柠檬汁、蜂蜜。滋阴润肺，养胃生津，健脑明目，补五脏虚劳。

处暑　酸枣红枣核桃酒酿汤

处暑日头毒，要防腹泻、肺燥与失眠。

酸枣仁、核桃仁各30克，红枣50克，加水熬成浓汁后，加适量酒酿熬煮。鲜鸡蛋1个打碎倒入，开锅即成。晚饭后2小时吃一碗，不做激烈兴奋运动，不看紧张刺激电视，有睡意就休息。

功效：清热除烦，养血补肾，安神催眠。

白露　海参焖香菇

白露易患秋燥，防糖尿病、干燥综合征、皮肤干燥，防过敏引发哮喘，多喝水，多吃养阴生津之品。

干香菇30克泡至充分涨发，挤干水分。西兰花去茎撕小朵。汤锅注水，加1小勺盐，煮沸后下西兰花，再次沸腾后捞出。炒锅倒入色拉油，烧热后下香菇煸1分钟，加蚝油、酱油、调味汁（或鲍鱼汁）翻炒。下海参，加适量水翻炒，大火煮沸后小火焖5分钟。将西兰花围边码入砂锅中，中间放香菇、海参。剩余汤汁重新煮沸，下水淀粉勾芡后浇于海参上，中火加热至芡汁起泡。可增强免疫、防癌、抗衰老。不与甘草、醋同吃。

秋分 芋头饼

秋分天气凉，要防胃病发。

芋头 300 克去皮，大火蒸 20 分钟，碾成泥，加入玉米淀粉 5 克、色拉油 15 克、糖 15 克揉成团，再分成数份，一一压平。橘饼 120 克切碎，包入芋团中，上面再放一小粒金橘。入锅用大火蒸 5 分钟。另起锅，加半杯水和糖 15 克，煮沸，加入淀粉水勾芡，浇淋芋头上即可。

功效：可补中益气、益胃宽肠、解毒通便等，是防治癌瘤的常用药膳。

寒露 酸枣仁桂圆牛奶汁

寒露要防抑郁症，关键是要睡好觉。

酸枣仁 30 克，桂圆 25 克，牛奶 150 毫升。将酸枣仁先打成粉取 30 克，和桂圆肉放入豆浆机中，加牛奶，按“果蔬汁”键榨汁，制好后倒出，加少许蜂蜜即可。亦可加温后睡前服。可养心安神，改善睡眠。

霜降 蒸山药

霜降易发慢性胃炎、胃溃疡、十二指肠溃疡，宜多吃羊肉和兔肉。

将山药洗净，切条、切块随意。放在高压锅中，从开始冒气起，压 10 分钟。也可视个人口感增减蒸煮时间。可洒上蓝莓酱，或蘸白砂糖吃。亦可冷冻。健脾补虚，滋精固肾，治诸虚百损，疗五劳七伤。糖友可用它代一顿米饭。慢性肾衰病人晚餐可蒸山药加新鲜蔬菜，不吃米饭。

体虚便溏者服蒸山药可健脾止泻。

立冬 韭菜蛋虾饺、十全大补酒

立冬天渐冷，防寒伤肾。冬季是肾病高发季节，要着重养肾、防肾病。

韭菜蛋虾饺：韭菜500克切碎，鸡蛋3个打散煎饼切细丁放凉，加少许虾米、油、盐拌匀，包饺子煮熟。补肾，增强性功能。

十全大补酒：肉桂20克，人参或党参、川芎、茯苓、白术、黄芪、白芍各80克，熟地黄、当归各120克，炙甘草40克，放50度以上白酒5斤，浸14日，过滤后密封，每次服20毫升。补气血，强筋骨。

小雪 川贝枇杷叶膏

小雪首场雪，肺脏当保养。天冷易感冒咳嗽，要重视保养肺脏。

枇杷叶2000克反复洗刷至茸毛肉眼难见为止，加水4000毫升，大火烧开后小火煎煮，滤汁再浓缩至2000毫升，加冰糖500克（糖友改用木糖醇）、阿胶200克、川贝粉少许搅拌成膏，放凉后置于玻璃容器冷藏，每日舀一勺加温开水食用，吃完为止。

功效：润肺化痰，止咳平喘，护喉利咽。

大雪 金蝉花炖乳鸽

大雪白茫茫，温肾补气血，保暖，早卧迟起，调心情。

乳鸽1只，金蝉花5个。将乳鸽去毛洗净，加生姜、料酒放入锅中焯水3分钟，再捞出放入凉水中去掉浮沫。将洗净的金蝉花与乳鸽放入容器，加入少许酒和水，加盖，隔水炖3小时食用。

功效：补益气血，养颜嫩肤，防治感冒，用于病后体虚、头目眩晕。

冬至　西洋参当归羊肉汤

冬至气降极，要防心脑梗。饮食多调养，药物为辅助。

羊肉 500 克切块焯水，同西洋参 5 克、当归 15 克、生姜 3 片放入砂锅中，大火烧开后转小火慢炖 2 小时。放入枸杞子 30 克，再煮 10 分钟，最后放盐，出锅食用。

功效：本药膳取自《金匮要略》。邹云翔先生减少生姜用量，加入西洋参，是冬至大补气血、温肾健脾的代表药膳。

小寒　冬虫夏草炖老鸭汤

小寒天最寒，三九防肤痒。饮食“温补”为先，食补、药补相结合。

冬虫夏草 3 克左右，放入老鸭（或乳鸽、甲鱼）腹内，针线缝合，加姜、水（过鸭身）炖汤，放葱、调味品即成。饮汤食肉，一日两次，数日服完，再将冬虫夏草嚼服。

功效：为冬季益肾补虚良药，三九后可一个九吃一次。

大寒　壮阳草、壮阳虫炒蛋

大寒天气凉，最要防感冒。养生重点在补肾精、固肾精、填肾精。

韭菜（壮阳草）250 克切段，蚕蛹（壮阳虫）100 克，盐水煮熟、晾干，鸡蛋 100 克炒熟打散。热油爆葱、姜、蒜，下蚕蛹焖 3 ～ 4 分钟，加料酒、盐、生抽、蚝油、糖调味，下韭菜、蛋炒 1 ～ 2 分钟。是体弱、病后、老人及妇女的高级补品，治腰膝酸软、尿频等。

第二章

膳食养生

膳食养生是在中医理论指导下，应用食物来保健强身、防治疾病、促进机体健康的一种方法，简称食养。食养与中药、气功、针灸、按摩等方法一样，都是中医养生保健学的重要组成部分。饮食是人类生命活动的需要，是健康长寿的基本保证。古代医家十分推崇食养，唐代的孙思邈在《备急千金要方》中说强调指出："安身之本，必资于食""不知食宜者，不足以存生也""食能排邪而安脏腑，悦神，爽志，以资气血""若能用食平疴，释情遣疾者，可谓良工"。宋代陈直在《养老奉亲书》中言："是以善治病者，不如善慎疾；善治药者，不如善治食。"究其原因在于膳食"贵不伤其脏腑也"。膳食养生主要具有恢复正气、祛除病邪、缓解症状、提高疗效、防止复发的作用。

预防疾病：中医认为身体虚弱、阴阳不平衡是引起疾病的重要原因。膳食全面可以使五脏功能旺盛，气血充实。"正气存内，邪不可干。"合理的饮食是预防疾病的基础。在疾病未发生之前，可选择适当的膳食预防疾病的发生，例如《本草纲目》中记载的"扁鹊三豆饮"用于天行痘疮的防治。一些食物本身具有特异的预防作用，如葱姜汤可以预防感冒；鲜白萝卜、鲜橄榄煎汁可预防白喉；绿豆汤能预防夏季中暑等。民间也流传一些经验，如醋鱼能预防流行性感冒，大蒜杀菌消炎、预防胃肠道炎症。

辅助治疗：根据古代食物本草和医书的记载，以及临床经验，食疗的应用范围很广，但以内科、妇产科、儿科的病证为多。内科主要有感冒、咳嗽、喘证、心悸、胸痹、血证、眩晕、呕吐、胃脘痛、食积、泄泻、便秘、水肿、脚气病、淋证、消渴以及虚损诸证。妇科病主要有月经不调、赤白带下、胎动不安等证，以及产后诸证（如乳汁不通、产后腹痛、产后恶露等）。儿科病有咳嗽、伤食、呕吐、腹泻、痘疹不出、遗尿等证。

即使是一些急性病证，饮食疗法也有一定的应用价值。例如肺炎高烧不退、口干烦渴、咳嗽吐黄痰，此时除了用药物治疗外，可以适当饮用西瓜汁、梨汁、罗汉果汁、枇杷汁以清热化痰止咳，有利于疾病的痊愈。

促进康复：患病之后，机体康复不是一朝一夕的事情。俗话说："三分吃药七分调养。"饮食是调养的重要一环。它融合治疗于日常饮食或美味佳肴之中，补气血、安脏腑、清神志、平衡阴阳、慢慢调理，以达到饮食强身、用食治病的目的。

一、中医对食物的认识

《黄帝内经》称"五谷为养，五果为助，五畜为益，五菜为充，气味合而服之，以补益精气。"五谷、五果、五畜、五菜分别代表粮食、水果、肉类、蔬菜。养、助、益、充是指它们在营养中的作用和地位。由此可见，食物可以为人体的生长发育和健康生存提供各种不同的营养成分。同时，由于药食同源，食物与药物同样具有寒热不同的偏性，用之得当，可以纠正疾病所致的阴阳盛衰的变化。孙思邈道：“夫为医者，当须先洞晓病源，知其所犯，以食治之；食疗不愈，然后命药”。总之，食物经过机体的消化、吸收和代谢，可以影响整个机体的功能。

1. 食物的“四气”

中医把食物的寒、热、温、凉称为“四气”，又称“四性”。其中寒凉和温热是截然不同的两种性。寒与凉、温与热没有本质的区别。温次于热，凉次于寒，只有程度上的差异。

凡属寒性和凉性的食物，同具有寒性、凉性的药物一样，食后能起到清热、泻火或解毒的功效，遇有热证或在炎暑、温热疫毒盛行的季节即可选用。例如，粮豆类食物中的小米、大麦、薏苡仁、绿豆、赤小豆等；蔬果类食物中的苦瓜、菊花脑、冬瓜、苦菜、芹菜、黄瓜、番茄、柿子、西瓜、香蕉、荸荠、梨、菱角、枇杷等；水产类食物中的紫菜、海带、藕、螃蟹、田螺等；禽畜类食物中的鸭肉、鸭蛋、猪肉、兔肉等；调味品类食物中的淡豆豉、酱油、食盐等都具有微寒、寒性或凉性，能起到清热的作用。

凡属热性或温性的食物，同具有温性、热性的药物一样，食后能起到温中、补虚、除寒的作用，遇到寒证、虚证可选用。例如，粮豆类食物中的糯米、高粱、刀豆等；蔬果类食物中的韭菜、薤白、香菜、大蒜、辣椒、南瓜、木瓜、桂圆、桃、杏、樱桃、石榴、荔枝、栗子、核桃、乌梅等；水产类食物中的淡菜、鳝鱼、鲢鱼、鳙鱼、虾、海参、鳟鱼等；禽畜类食物的鸡肉、羊肉、狗肉、驴肉、猪肝、猪肚、羊乳等；调味品类食物中的胡椒粉、辣椒、生姜、葱等均可作为御寒的保健食品。

凡属性质平和，寒凉和温热性质不很明显的食物称为平性食物，例如粮豆类食物中的粳米、玉米、黑豆、黄豆、蚕豆、甘薯、豌豆、豇豆等；蔬果类食物中的土豆、荠菜、白菜、芋头、胡萝卜、黑木耳、黄花菜、白果、橄榄、无花果、李子、葡萄等；水产类食物中的芡实、莲子、海蜇、青鱼、鲤鱼、黄鱼、泥鳅、鲫鱼、甲鱼等；禽畜类食物中的鸡蛋、鸽蛋、鹌鹑蛋、猪心、猪肺、猪肾、牛肉、牛奶等；调味品类食物中的白糖、蜂蜜、蜂王浆等具有健脾开胃、补益强壮的作用。

从阴阳的角度分析，正常健康的机体应该是阴阳协调平衡的；所谓疾病，无非是阴阳的失调，阴阳偏盛或者偏衰。食物的保健和治疗作用，就是利用食物的寒热温凉之性来纠正机体的阴阳失调，这就要求食物的性质必须与疾病的病性相反，如寒证患者宜选用温热性的食物，同时忌食寒凉食物；热证患者宜选用寒冷性的食物，同时忌食温热食物。而在日常养生保健中，可以用相反的食性来调节食物的性，例如蟹为寒凉之性，烹调时佐以葱、姜等调味品，可借其辛温之性以消除蟹的寒性。

2. 食物的“五味”

中医把食物的酸、苦、甘、辛、咸五种不同的味道称为“五味”，实际上还有涩味、淡味，“淡附于甘味”“涩附于酸味”。食物味道的不同对机体的作用也就不同。

酸味，能收湿、固涩。对于气虚、阳虚不摄而致的多汗症，以及泄泻不止、尿频、遗精、滑精等可选用。食物中的乌梅、杏、橘、柠檬、山楂、杧果、石榴醋等都有收敛固涩的作用。例如乌梅味酸，能涩肠止泻、止遗。

苦味，能泄热祛燥。对于热病患者可选用。食物中的苦瓜、苦菜、香椿、百合、槐花、白果、佛手、淡豆豉等都有清热泻火的作用。例如，苦瓜味苦，用苦瓜炒菜，佐餐食用，可达到清热、解毒、明目的目的，对热病烦渴、中暑、目赤、疮疡肿毒等症极为有利。

甘味，能补益、和中、缓急。对于虚证患者尤宜。食物中的白菜、茭白、土豆、丝瓜、苹果、核桃、桂圆、樱桃、甜瓜、菱角、牛奶、蜂蜜、冰糖等多以此滋补强身，治疗五脏气、血、阴阳任何一方之虚证，同时也可用来缓和拘急疼痛等症状。例如，大枣、饴糖、蜂蜜能缓中补虚。

辛味，能宣散，行气血。对于有感冒表证、气血阻滞等情况的人群均可选用。食物中的生姜、洋葱、大蒜、辣椒、花椒、茴香等能行气活血。例如，用茴香作为调料，能条达肝气，舒解郁滞。

咸味，能软坚散结亦能润下。多用来治疗热结、痰核、瘰疬、二便不利等。食物中的大麦、紫菜、海带、海蜇、海参、海螺、猪血、猪蹄、盐等都有软坚散结的作用。例如，用海带煮汤或炒菜，佐餐食用，能软坚散结、利尿通便。

《黄帝内经》说："水谷皆入于胃，五脏六腑，皆禀气于胃。五味各走其所喜：谷味酸，先走肝；谷味苦，先走心；谷味甘，先走脾；谷味辛，先走肺；谷味咸，先走肾。"可见五味与养生的关系极为密切。五味各有所归之脏，善养生者，必不使五味有所偏胜，以保正气旺盛，身体健壮。相反，若长期偏嗜五味中的某一味或某几味，则会使脏腑功能失调而变生诸症。

3. 食物的"归经"

归经是指食物对于机体某部分的选择性作用，即主要对于某脏腑及其经络发生明显的作用，而对其他经作用较小或没有作用。在应用食物的时候，要将其多种性能结合起来综合考虑，才能收到预期的效果。

按其主要归经，常见食物可分为：

归心经的食物：百合、龙眼肉、莲子、酸枣、小麦等。

归肺经的食物：梨、甘蔗、荸荠、枇杷、白果、罗汉果等。

归脾经的食物：粳米、小米、大豆、大枣、猪肉、莲藕等。

归肝经的食物：马齿苋、芹菜、香橼、佛手、黑芝麻等。

归肾经的食物：猪肾、羊肾、海参、海马、桑葚等。

归胃经的食物：粳米、小米、糯米、扁豆、土豆、萝卜、猪肚、牛肉等。

归膀胱经的食物：刀豆、玉米、冬瓜、肉桂、茴香等。

归小肠经的食物：食盐、赤小豆、冬瓜、苋菜等。

归大肠经的食物：马齿苋、茄子、苦瓜、荞麦、木耳等。

二、营养搭配，全面均衡

食物的种类多种多样，所含营养成分各不相同，只有做到合理调配，才能保证人体正常生命活动所需要的各种营养。《黄帝内经》提出："五谷为养，五果为助，五畜为益，五菜为充，气味合而服之，以补精益气。"概述了膳食的主要组成内容，即以谷类食物滋养人体，以动物食品补益脏腑，用蔬菜水果作为副食辅助、补充。这样调配的膳食，食物多样，荤素搭配，含有人体所需要的各种营养成分，比例适当，避免了五味偏嗜，对于调养身体、促进健康是很有意义的。中医膳食养生与现代所提倡的膳食结构金字塔的思想是一致的。现代的膳食营养结构提倡每人每天最好摄入谷类粮食 300 ～ 500g、水果 100 ～ 200g、蔬菜 500g、畜禽肉 50 ～ 100g、奶类 100g、豆类食品 50g。由此可见，中医的全面膳食观已经融于当今社会之中。

【国医大师如是说】

国医大师颜正华[17]认为饮食要五味调和，均衡营养，忌偏嗜；饮食规律，避免伤脾胃，防内环境紊乱；少食肥甘厚味，防止血糖、血脂等异常；适量饮酒，通血脉，防瘀滞；饮茶饮、调膏方，使正气存内，邪不可干；生活上劳逸结合，适寒温，动静结合。

班秀文教授[18]认为饮食宜粗细结合，荤素并重。特别是老年人，应以素为主，少食或不食肉类、糖类，因为这些食物易使人肥胖，对心脑血管都有影响。此外，其平素不吸烟，不饮酒，无饮茶嗜好，蒜、姜、葱、辣椒等刺激性食物都很少吃，因而很少生肠胃病，在不妨碍治疗用药基础上，饮食应多种多样，适当搭配。

饮食上，国医大师陈可冀[19]忌讳两个极端：第一是过分补充肥甘厚味，即吃太多的肉或者太多的营养补品；其次，他忌讳一味的“素食主义”。虽然不吃市场上的补品，但陈老却会自己制作补品来吃。而这原创的补品就是略有些重口味的大蒜、洋葱。“每天吃一两瓣大蒜，生的熟的都可以，能帮助抑制肝脏中胆固醇的合成；洋葱生吃效果较好，煮久了降脂的效果就差了。”陈老对于现在一些年轻人为了减肥流行的素食主义也并不认同。“在我看来，是不建议过分素食的，我从年轻时开始，每顿饭必有一荤一素一菇。”陈老说，他曾对北京市年龄在63岁以上，素食史达17～72年的僧尼进行研究，发现长期过分严格素食可导致膳食不平衡，最终形成内源性脂质代谢障碍，而这些人的心脑血管疾病发病率却并未显著降低。所以，他建议中老年朋友们，尤其是本身就有心脑血管病的老年人，还是应该注重合理搭配饮食，而并非一味吃素。至于“一菇”，陈老也说，这主要是指菌类。因为菌类蛋白含量高、脂肪含量低，很适合高血压、高血脂的老年人食用。

国医大师邓铁涛[20]一贯主张进食宜杂不宜偏，五谷杂粮、酒肉、果蔬都可进食，但不可过量。每种食物都有寒热温凉之四性，更有酸苦甘辛咸之五味，缺之则易使人体气血阴阳失衡。宜温不宜凉。现在患慢性消化道疾病的人非常多，其中部分原因在于长期进食寒凉饮食，日久耗损脾胃阳气，导致脾胃运化功能失常，从而影响营养物质的吸收和利用，结果变生诸疾。所以，饮食宜杂不宜偏，宜温不宜凉。

《老老恒言》言：“食取称意，衣取适体，即是养生之妙药。”国医大师王琦[21]常言“养生不在补”，平衡就是健康，盲目进补只会打破平衡，有需才有求，要根据个人的需求和各自的身体情况适当的进补。王老不喜应酬，在他的食谱中常是学生从学校餐厅带来的炖白菜，晚饭也多是一碗小米粥。门诊结束，王老也经常请学生吃有肉的大餐，但他本人并不多吃。偶尔听闻王老和孙子比赛嗑瓜子，是难得一见的天伦之乐。

国医大师王明洪[22]的一日三餐清淡而又简单，但营养配置均衡。他的早餐以红薯粥、玉米饼、煮鸡蛋、凉拌茄子等为主，午餐以大米、莲藕、红豆、羊肉、百合、西兰花、紫菜、番茄等为主，晚餐则以粳米、红枣、莲子、菠菜、绿豆芽等为主。饭后配以苹果、橙子等水果，用以补充维生素，使身体所需的营养物质和能量储备全面而又均衡。“日常饮食要合理摄取食物，补充营养，以补益精气，并通过饮食调配，纠正脏腑阴阳之偏颇，从而增进机体健康、抗衰延寿。”王老说。他认为人体最重要的物质基础是精、气、神。机体营养充盛，则精气充足，神自健旺。食物的味道各有不同，对脏腑的营养作用也有所侧重。如《素问·至真要大论》中就有“五味入胃，各归所喜，故酸先入肝，苦先入心，甘先入脾，辛先入肺，咸先入肾，久而增气，物化之常也”的记载。此外，食物对人体的营养作用，还表现在对人体脏腑、经络、部位的选择性上，即通常所说的“归经”问题。如茶入肝经，梨入肺经，粳米入脾、胃经，黑豆入肾经等，有针对性地选择适宜的饮食，对人的营养作用更为明显。

国医大师孟景春[23]说，他的饮食原则是“主食粗细结合，配菜荤素搭配，每餐变换花样，不可娇惯肠胃”。他的主食有粗有细，小米、大米、荞麦片、燕麦片、薏苡仁都经常吃。他的配菜以素为主，素菜占七分，荤菜占三分。孟老指出：节食可增寿，每餐都应以七分饱为宜。宋代的苏轼有“宽胃养气”的观点。“宽胃”就是指控制进食量，减少消化系统的负担，“宽胃”可以增强人消化系统的功能，使人吸收更多的营养，从而增强人体的元气。

李亚平[24]说烧菜用植物油必须选好油。有患者看到网上有篇文章说，胆固醇是造成老年痴呆发生的重要原因，于是发短信问李亚平，胆固醇还能不能吃？他回复，“胆固醇有它的作用，不能推论说饮食清淡就不会导致老年痴呆，饮食清淡了不一定胆固醇就低，反之亦然。凡事过犹不及，饮食结构还是要合理，荤素必须要搭配，偏执一方肯定不妥。”李亚平认为，饮食禁忌是相对的。一方面，胆固醇是动物组织细胞所不可缺少的重要物质，它不仅参与形成细胞膜，而且是合成胆汁、维生素D以及甾体激素的原料。另一方面，对于心血管疾病患者、高脂蛋白血症患者、高胆固醇血症患者，含胆固醇高的蛋黄、鱼子、猪脑和动物内脏等应少吃或不吃。饮食结构要合理，食不厌精、脍不厌细，粗细搭配，营养均衡，“有的人为了减肥，常年不吃主食，只吃些蔬菜水果，肯定是不行的。”另外，李亚平对烹饪用的油比较挑剔，要用植物油，好的油。

三、饮食规律，有节有时

人体对饮食的消化、吸收、输布主要靠脾胃来完成，进食定量、饥饱适中恰到好处，则脾胃能够承受。饮食的消化吸收正常，人体就能及时得到营养供应以保证各种生理活动的进行。如果饮食不节，暴饮暴食，或饥一顿、饱一顿，则容易损害健康，造成早衰。

1. 饮食有节

饮食水谷是化生气血的源泉，若饥不得食，渴不得饮，则机体气血的化源缺乏得不到足够的补充。久而久之，就会使气血虚弱而引发疾病，临床上常出现面色不华、心悸气短、全身乏力等症状。同时由于气血虚弱，致使机体抵抗力下降，从而继发许多其他病证。正如《管子》所说："食饮节……则身利而寿命益。"反之，过饱，可能出现胃肠道症状，胃腹部胀满不舒，大便有异味。天长日久，有可能体重增加，日渐肥胖。若暴饮暴食，超过了脾胃受纳运化的能力，可导致饮食停滞，脾胃受损，出现脘腹胀痛拒按、厌食、嗳吞、上吐下泻等食伤脾胃的病证。在临床上以小儿患者多见，这是因为小儿脾胃功能较弱，多数难以自己控制进食量，缺乏进食规律性，所以容易发生食伤脾胃。临床上常可见由于食积日久而化热、生湿的症状，甚至发展成为积，表现为手足心热、腹热鼓胀、两颊红赤、午后潮热、胸膈痞满、痰多、面黄肌瘦等。

另外，随着人们的生活水平不断提高，饮食物大大丰富，导致越来越多的人过食肥甘厚味，营养过剩，引发肥胖症、糖尿病、高血压、高血脂、痛风等疾病。这是现代社会中一个值得重视的新现象。

【国医大师如是说】

国医大师段亚亭[25]认为饮食要有节制，凡是长寿的人，在饮食上都是非常讲究的。在饮食上，段老坚持做到定时、定量、定性。如果没有特殊情况，他坚持每日三餐按时就餐；定量是三餐不过饱，以八成饱为宜，尤其晚餐食少，以易于消化吸收；定性是粗细粮配合，蔬菜水果搭配，吃后以能消化吸收、腹部舒适为准。

邓铁涛[26]大师谈到养生长寿的秘诀，认为保护脾胃，饮食要有节度，过分的肥甘厚味，或过饥过饱，食无定时，都会损伤脾胃，脾胃一伤，则诸病丛生。祖国医学认为，脾胃是人的后天之本，营养物质的消化吸收，气血的化生，有赖脾胃的运化功能，故有“脾胃为气血生化之源”之说。许多高龄老人的饮食习惯证明，饮食清淡，适时适量，是一个重要因素。现在防治冠心病十分强调少食高胆固醇食物，以免引起动脉硬化，这是有一定的道理的，但也不能机械看待。

国医大师王陇德[27]常讲“十个球”的方法，用10个网球的大小来划分一个中年人每天的饮食量：一天不要吃超过1个网球大小的肉食，吃多会造成超重、肥胖；吃相当于2个网球大小的主食，3个网球大小的水果，要吃4个网球大小的蔬菜。这样的分量就搭配好了一天的膳食结构，不至于热能过剩。

食有度，人知足。国医大师李辅仁[28]脸上的皱纹非常少，甚至没有老年斑，牙也全是自己的，雪白整洁。谈及保健秘诀，他自小家境不丰，故生活勤俭，常是粗茶淡饭，但知足常乐。随着年纪增长，饮食以素淡为主，少吃甜食，少吃脂肪类，多食水果及蔬菜，养生之道“自奉甚薄”，平时吃得简单，不吃什么特别贵重补品。他认为中国人的传统饮食里带糖的比较多，像元宵、粽子、月饼，故他从青年开始就有意识地不吃糖，所以至今和高血压、糖尿病这类富贵病不沾边。李辅仁还强调说，生活有规律对养生保健至关重要。吃得要做到膳食平衡，什么都吃些、什么都别多吃才好。

国医大师关幼波[29]有节制饮食的好习惯，他说："有的人觉得什么东西有营养，就刻意地多吃。其实根本没必要，自己想吃什么就吃什么，但不要过量。"关老喜欢吃猪肉，因为中医认为猪肉有补虚强身、丰肌泽肤的作用。他尤其喜欢吃红烧肉，但从不贪多，每次控制在五块之内。

张琪[30]非常注重饮食，他说饮食是供给机体营养物质的源泉，是维持生命活动必不可少的条件。饮食务必要切合自己身体的实际情况，要饮食有节，严把入口关，要讲究营养平衡，品种丰富且应粗、淡。另外，体胖者必须减肥降脂，好烟酒者必须戒除，有条件的可做些中医按摩。中医讲求食饮有节，"节"的含义：一是不过量，二是不嗜"膏粱厚味"，即肉类等高脂肪、高蛋白的东西，尤其是老年人更应该注意。他主张膳食均衡，"想吃什么就吃什么"，因为"想吃"就是身体需要这种营养。他爱喝茶，常说茶可促进消化、清脑明目、利尿，能帮助清除体内有害物质，有利于身心健康。

国医大师程莘农 21字食养健康经

针灸大师程莘农教授在一次采访中总结自己的养生之道，认为只有两点，一个是豁达生活，一个是认真吃饭。在生活上，他的要求简单至极，居室形同蜗居，一床一桌一电视，两椅两窗两字画，三面书墙三把针，就是全部了。这样一位古朴拙趣的老人，在满足于外在小世界的同时，也安享了内心的大世界，十分睿智。同时，程老在饮食上也非常讲究，他将其归纳为“饮食七律”，就是有益于健康的七个饮食养生规律，每一个规律由三个字概括，虽然加在一起只有区区21个字，但却蕴含了中医保健的深刻道理。

（1）合五味

《素问·藏气法时论》中有“毒药攻邪，五谷为养，五果为助，五畜为益，五菜为充，气味合而服之，以补精益气”的论述，告诉我们的就是平时要杂食，饮食不要过于单一，不要太偏食，要五谷、五果、五畜、五菜，多种食物搭配食之，如此才能均衡营养，补精益气，为脾胃提供充足的能量来源。但程老所说的“合五味”并不是简单地五味杂食，所谓“气味合而服之”，强调的是要将性味相宜的食物一起食用。《素问·五脏生成》中有“故心欲苦，肺欲辛，肝欲酸，脾欲甘，肾欲咸，此五味之所合也”的记载，意思是说，食物有苦、辛、酸、甘、咸五味，对应着人体的心、肺、肝、脾、肾五脏，要想做到五味与五脏相宜，就要考虑五脏的虚实、五行生克补泻以及时令节气的变化等诸多因素，将性味相宜的食物调配食用。

（2）宜清淡

我们的饮食宜清淡，忌油腻重味。过食油腻或口味过咸过重，对脾胃都有伤害。程老祖籍江苏淮阴，因当地的饮食习惯就是以清淡为主，所以他也习惯于此，老年后日常以粗茶淡饭为主，更不喜肥甘厚味。

同时，相对于清淡的饮食来说，程老更注重情志的“清淡”。他曾经说过，清与淡分别代表着清心寡欲和淡泊名利，说白了就是欲望不要太多，挫折不要看得过重，正所谓“心清水现月，意定天无云”，养心为重。在生活中，程老也是这样做的。作为针灸泰斗他为人很谦虚，常常虚心向人求教，一针一师，一穴一师，一德一师，不断吸取他人长处；作为工程院院士，他和普通医生收一样的挂号费和治疗费，如遇病人远道而来求医，家里生活困难，他就分文不取，有时还给予帮助。

（3）吃暖食

程老从不吃生冷的食物，他认为吃这些，脾胃容易被寒气、湿气困扰，而暖食可温暖脾胃，促进食物的消化、吸收，对脾胃最有益。那么什么样的食物可称为暖食呢？即食物不烫口，也不能凉胃，以热不灼唇，冷不冰齿为度。

当然，这里生冷的食物不仅仅局限于大家所熟悉的冷饮和甜品等，还包括未煮熟的食物和凉拌的菜肴，以及一些性寒凉的食物。同时，大部分食物都不宜生吃，特别是肉类，需要煮熟后食用才好，这样的食物才更容易被机体消化吸收。除暖食外，程老还喜欢饮热茶，甚至夏季消暑解渴，也是以“热”制“热”。

（4）饿才吃

程老指出，在没有食欲时勉强进食，或过分强食，脾胃也会受到伤害。因此，进食前要分清楚自己到底是哪里饿，眼睛饿了看一看，舌头饿了舔一舔，肚子饿了，才是人最基本的需求。在现实生活中，吃饭被赋予了越来越多的内容，仔细想一想，我们现在有哪一顿饭是真正为了肚子去吃呢？因此，正确的做法是在吃饭前，要问问自己的胃：你真的饿了吗？如果的确不在饭点儿，却又真正感觉饿了，一般是由于工作太忙、用脑过度造成的，可以吃点小点心垫一垫，不能吃得过饱，还是以三餐为主餐。

（5）讲卫生

程老此处所说的卫生，指的不仅仅是做饭菜的人要注意卫生，同时更强调吃饭的心境，是专心于食物，还是忙于其他事情。他强调在用餐过程中需要注意“食不言”——心平气和地专心吃饭，脾胃才能不受过怒、过喜、过思、过悲、过恐等负面情绪的影响，从而专心发挥它消化食物、运化精微、化生气血的作用。

（6）七分饱

俗话说“欲得小儿安，需得三分饥与寒。”其实老年人也是一样，太饱伤胃，太饥伤脾，我们吃饭以“七分饱”为宜，不仅对保持体型有好处，而且有利于健康。程老在进餐时虽然对各种食物都不挑剔，但每类食物都适量而止，绝不多吃，每餐只吃七分饱。如果不小心吃多了，他会按摩腹部来促进食物消化。

其实，摩腹是一项很好的胃肠运动，它可以使胃肠等脏器的分泌功能活跃，从而加强对食物的消化、吸收和排泄，明显地改善大小肠的蠕动，有效预防便秘。我们在睡觉前按揉腹部，有利于保持精神愉悦，还能防止失眠。对于患有动脉硬化、高血压、脑血管疾病的人来说，按揉腹部能平熄肝火，使血脉流通，可起到辅助治疗的作用。

（7）食有节

程老指出，选择与人体相宜的食物，合理搭配，适量而止，避情志所扰，远寒热刺激，这是饮食的节制；一日三餐，规律进食，顺应四时，饿了才吃，这是饮食的节律；少盐少油，饱而不食，食而不言，这是饮食有节。

除了注意以上三点饮食的规律外，程老还强调饮食要注意节气的变化规律。不同节气要注重不同的饮食养生原则和饮食搭配方法，例如

“春生”之节多甜少酸，呵护肝气；“夏长”之节多进粥汤，清凉解暑，呵护脾胃；“秋收”之时多食酸味果蔬，收敛肺气，养阴润肺；“冬藏”之节少食生冷，养藏阳气等等。

2. 饮食有时

饮食规律宜有较为固定的时间，早在《尚书》中就有“食哉惟时”之论。《吕氏春秋》也说：“食能以时，身必无灾。”如果食无定时，或零食不离口，或忍饥不食打乱胃肠消化的正常规律，都会使脾胃失调，消化能力减弱，食欲逐渐减退，有损健康。

大多数国家采用的是每日三餐制，它符合日常生活、工作与学习的安排，能使摄入的各种食物营养满足机体的需要。一日三餐又各有讲究，早饭宜饱，经过一夜睡眠，人体得到了充分休息，精神振奋，但胃肠经一夜时间，已经空虚，此时若能进食，则营养得以补充，精力充沛。午饭宜好，午饭起着承上启下的作用，上午的活动告一段落，下午仍需继续工作，应当及时补充。所以，午饭要吃好，应荤素搭配、干稀搭配、粗细搭配。晚饭宜少，晚上接近睡眠，活动量小，故不宜多食。如进食过饱，易使饮食停滞，增加胃肠负担，会引起消化不良，影响睡眠。所以，晚饭进食要少一些，也不可食后即睡。

国医大师李玉奇[31]的进餐时间非常有规律，在工作期间，他吃早饭的时间为6点，吃午饭的时间为12点，吃晚饭的时间为下午6点。数十年来，他始终保持着这个进餐规律。离开工作岗位后，李老将吃早饭的时间延后了一个小时，但仍很有规律。

国医大师何任[32]多次强调养生要顺应天时，不可妄作。对于饮食也是如此，不仅需要节制饮食，还要“非时不食”。它有两个方面的含义。何老起居规律，每天都在7点左右进食，过早过晚都不进食。如果上午门诊，则在10点左右再次进食一些牛奶等流食作为补充。还有一个方面是何老喜欢吃当季的食物，包括蔬菜水果之类的，很少食用反季节食物。另外，何老每天的早餐，一般都是薏苡仁煮熟，代粥食用。何老认为薏苡仁不仅能够补益中气、健脾利湿，而且具有美颜的功效。现代药理研究更加证实薏苡仁有效提取物具有抗肿瘤的特性，对肿瘤患者而言，是不可多得的药食两用之品。

国医大师孙光荣[33]对吃并不讲究，他不挑食，无偏嗜，甚少在外饮食，食物清淡可口即可。但注重一点，过酉时不食。因彼时已至晚7点，进食不易消化，既为脾胃增加负担，也易使人发胖，导致疾病丛生。他日常多饮绿茶，每餐不可缺蔬菜，一日之中，早晨进食最多，午餐及晚餐只得七分饱即止。

四、辨证施膳，因人制宜

辨证论治是中医治疗学的一条基本原则，也是中医食养食疗的精髓之一。辨证施膳由辨证与施膳两个相互联系的部分组成。辨证不是各种临床表现的简单罗列而是通过对身体各方面表现、舌苔、脉象进行综合分析，从中找出内在的联系，得出证候的概念，并以此作为膳食选择的主要依据。例如一个常犯胃痛的人，其证属脾胃虚寒型的应予以胡椒、羊肉等温胃散寒食物；证属饮食滞型的应予以麦芽等消食化积食物；证属肝气郁滞型的可多吃些土豆、刀豆、佛手瓜等疏肝理气食物。

【国医大师如是说】

国医大师周岱翰[34]说，中医药学的学术特色是整体观念和辨证论治，食疗亦不离其宗，强调要因人、因病辨证施膳。此外，所谓食疗，食在先，疗在后；要好吃，愿意吃，才能延续保持治疗作用。中医临床食养学不单着眼于食物的营养，还着眼于食物的性味。药物具有寒、热、温、凉四气，辛、甘、酸、苦、咸五味，食物亦不例外。因此，必须根据人体质的寒热虚实进行辨证施食。

更年期会为女性带来一系列身体和情绪上的变化，如心血管疾病风险、骨质疏松、潮热盗汗、烦躁失眠、焦虑郁闷等，这时可多吃豆类和豆制品。同时，豆类对改善女性皮肤黯淡、色斑的问题，也很有帮助。朱南孙[35]推荐一款验方三豆饮：用绿豆、赤豆、黑豆各15克，加生甘草6克，煎汤代茶喝，并将煮烂的豆子拣出食用，可以利水消肿、补充营养，改善皮肤状况。

均衡“气血通”饮食与健康长寿有着密切的关系，朱良春[36]说：中老年人应遵循“平衡营养，合理搭配，糖盐适量，水分补足”的原则。一方面要减少动物脂肪、高胆固醇、高糖、高淀粉食物的摄入，另一方面要多吃植物蛋白质和各类新鲜蔬菜、水果等高纤维素、高维生素食物。

颜德馨[37]认为，饮食应随着年岁增长而有所变化，老年人当正视自己的生理状况，选择适合自己、易于消化的流质、半流质食品，不食过量之食和不喜之食，以“喜”为界。颜德馨老年时的早餐很简单：一纸杯酸奶，两片面包，同时喝一大碗豆浆。午餐则是正常的普通饭菜。晚餐除了必要的外出应酬，一般都在自己家里吃粥加馒头或面条。

国医大师何任[38]教授在养生保健方面有自己一套独特的方法。除了注重滋补方药之外，他对饮食疗养也很有研究，尤其对于茶疗，有着独到而深刻的见解。何老认为，老年人的体质多偏于阴虚内热，平时应注意养阴清热，如老年人常见的高血压、中风、失眠等疾病，多为真阴亏虚、虚火内炽所致，即便是慢性支气管炎、冠心病，属阴虚内热的也为数不少。而茶叶正是清热之品，常喝自然有益。何老指出，雨前茶对老年人最为适宜，因为它甘寒无毒，香味鲜醇，“得先春之气，寒而不烈，消而不峻”，若有规律地适量饮之，不少虚热病症就能在品茗谈笑中消失，对祛病延年将会起到一定的作用。

班秀文[39]教授认为饮食宜素，人老了要吃好一些，注重改善生活，补充营养。注意食物多样化，粗细结合、荤素并重，以素为主。老年人应少食或不食肉类、糖类为佳，因为这些食物容易使人肥胖，对心脑血管都有影响。多样化是因为精细的食物容易消化吸收，粗糙的食物则能加强肠道的蠕动，促进肠中残渣和有害物质排出。班教授平素不吸烟、不饮酒，无饮茶嗜好，蒜、姜、葱、辣椒等刺激性食物都很少吃，所以很少生胃肠病。

五、国医大师的膳食调养方

1. 养生粥食

这类膳食是东方民族的主食类。常以大米、小米、玉米、大麦、小麦等富含淀粉的食物为原料，经熬煮等工艺制作成半流质食品。本类食品尤其适宜老年人、病后调理和日常养生等。

国医大师朱良春[40][41]是南京中医药大学的教授、南通市中医院首任院长、我国首批国医大师。他从医70余年，为中医事业投入了毕生的精力。现在朱老虽已96岁，但他的思维清晰敏捷，行动利落自如，每天能接诊30多位患者，并经常出席国内外各种会议。数十年来，朱老长期坚持吃一种“黄芪养生粥”，取得了很好的延年益寿效果。说起这个“养生粥”，还有一段来历：20世纪30年代末，朱老随老师章次公在上海行医，适时霍乱横行，师徒俩日夜操劳，渐觉体力不支。母亲知道后，把绿豆、薏苡仁、扁豆、莲子、大枣清洗干净，用黄芪浸泡过的水大火煮开，换小火煮40分钟，再放入枸杞子煮10分钟，煮出来的粥不仅味美，而且能抗疲劳、强体力。吃了几个月后，精神开始好转，不再感觉疲劳，这个习惯就保持了下来，直到现在还坚持每天喝上一碗。

此粥的制法是：取绿豆、薏苡仁、莲子、扁豆各50克，大枣30克，枸杞子10克，黄芪250克（由于体质的原因，朱老所用的黄芪剂量偏大，普通人只需使用30克就足够了）。将黄芪入锅加适量的清水煎煮30分钟，去渣取汁。将绿豆、薏苡仁、莲子、扁豆、大枣洗净，与黄芪水一起放入砂锅中用大火煮沸，再用慢火炖40分钟，加入枸杞子再煮10分钟即成。可将此药粥平均分成5份，每天服1份，在早饭前和晚饭后各服半份。

朱老解释中医认为心主血脉，心的功能正常，则气血运行正常。清热解毒的绿豆是入心经的，带点苦味的莲子也能够清心养心，枸杞子是补肝佳品，而红枣、薏苡仁、扁豆都是健脾的，并有防病抗癌的作用；肺主气，肺气足了才会生机旺盛，薏苡仁补肺，清热化痰的功效很好。肾藏精，莲子、薏苡仁、枸杞子都对肾有补益作用。“这几样东西合在一起能滋补、调和五脏，使人正气充足，精力、体力旺盛，再加上大补元气的黄芪，食疗效果非常好，而且这个粥方非常便宜，普通老百姓都能够消费得起。”

国医大师颜正华[42]常喝韭菜子粥。韭菜子有健脾、补肾、通便的功效。具体做法：10克韭菜子，50克粳米和少许盐，先将韭菜子用文火烧熟，再与粳米、细盐同放到砂锅内，加水500毫升，米开粥熟即可。韭菜子具有如下保健功效：（1）补肾温阳。韭菜子性温，味辛，具有补肾温阳的作用，故可用于治疗阳痿、遗精、早泄等病症。（2）益肝健胃。韭菜子含有挥发性精油及硫化物等特殊成分，能够散发出一种独特的辛香气味，有助于疏调肝气，增进食欲，促进消化。（3）行气理血。韭菜子的辛辣气味有散瘀活血、行气导滞的作用，适用于跌打损伤、反胃、肠炎、吐血、胸痛等症。（4）润肠通便。韭菜子含有大量维生素和粗纤维，能促进胃肠蠕动，可用于治疗便秘，预防肠癌。

国医大师颜德馨[43]也将喝粥作为自己的养生方法之一。他认为，老年人要健康长寿，贵在气血流通，同时必须格外注意饮食调养的养生之道。老人食粥益寿，也是古人倡导的一种养生之道。人至老年，生理机能老化，所需热量减少，消化功能衰退，其饮食应以少而精、清淡熟软为宜。清代名医王士雄将粥誉为“世间第一补人之物”。

2. 养生菜肴

这是东方民族每日膳食不可或缺的种类。此类方法主要以肉类、蛋类、水产类、蔬菜等为原料，以爆、炖、炒、蒸、炸、烤等制作方法加工而成。

班秀文教授[44]倡导食疗养生并总结了一些常见病的食疗法。如治疗哮喘病，其认为此病老年人多发，多属脾肾气虚，治宜温养肾气为主，食疗法常用猪肺、党参、核桃肉或蛤蚧、黑豆煲汤吃。取猪肺甘平，以脏补脏，补肺即可补肾，气旺则能宣能降；蛤蚧咸平微温，补肾益肺，子母并治使气有所主而归根，气血调和，宣发肃降正常，则无哮喘之作。又如治疗不孕症，阴水不足，花肠失养，子肠不润，种子无生发之机，以乌鱼、鲜山药、何首乌做饮食疗法。乌鱼性味甘平而微寒，能消能补，配鲜山药、何首乌，既能濡养生精，又能滋阴清虚火，多次服之，则阴精充足，阴阳协调，可望摄精受孕等。

"早吃三片姜，胜过人参汤"。几十年来国医大师路志正[45]每天早上吃两三片醋泡生姜。路老认为生姜配合红枣、红糖养生效果很好，但生姜只能早上吃，切忌晚上吃。醋泡生姜的做法非常简单[46]：把生姜切片或切丝，放入米醋或香醋中浸泡一周后，每天早晨吃两三片，可起到温胃散寒、提神醒脑、促进血液循环、预防动脉硬化的作用。生姜本是一味发散的药，醋有收敛之效，用醋泡姜，醋能活血止痛，防止姜太辣而发散太过，泡后食用，对健康大有裨益。

国医大师禤国维[47]最爱食用莲子、莲子心来养心。莲子性味甘平，生于夏季，恰是五行中对应心的季节，具有养心安神的功效；莲子心味偏清苦，功效偏向降心火，心火较旺之人禤老建议生食莲子、莲心，口感好效果也佳。此外，禤老在夏季常食用一道菜来养心，即莲子百合煲猪心汤，禤老认为以形补形，猪心性平、味甘咸，有养心补血、安神定惊之功，富含蛋白质和较多钙、磷、维生素等成分，脂肪含量少，能加强心肌营养、增强心肌收缩力。

国医大师邓铁涛[48]认为，人体阴阳轻度失衡时易出现亚健康状态，如果经常服食一些药膳或汤药，如人参陈皮汤或人参陈皮田七汤，可有效地纠正体内阴阳失衡的情况。人参陈皮汤制法：人参10克、陈皮1克，水煎煮后去渣取汁，代茶服用。此方益气健脾、化痰散结、补而不腻。若再加入田七5～10克，可取得活血化瘀的效果。

3. 养生饮料

此类属佐餐类或日常饮用的液体类食物。是将食物经浸泡、绞榨煎煮或蒸馏等方法加工制作而成，包括鲜汁，如鲜藕汁、荷叶汁；茶，如菊花茶、决明子茶；露汁，如菊花露；酒，如木瓜酒、米酒、高粱酒等。

何任[49]先生认为产于西湖龙井的雨前茶，对老年人最为适宜，因为它甘寒无毒，香味鲜醇，“得先春之气，寒而不烈，消而不峻”，对祛病延年会起到一定的作用。他推荐了9种茶疗方，一是醋茶可治牙痛，二是糖茶可暖胃治痛经，三是盐茶可治咽喉牙龈肿痛，四是蜜茶具有润肺益肾之功，五是奶茶可治消化不良，六是菊茶可聪耳明目，七是枣茶健脾补虚治小儿夜尿，八是金银花茶用于防暑止渴，九是橘红茶润肺理气用于咳嗽痰多。

国医大师路志正[50]出身中医世家，他有一套调养脾胃的方法——每天喝3杯茶，但依据时间不同，所饮品种也不一样，其中除蕴含天人合一的顺时养生观外，还体现了重视调理脾胃的养生理念。早晨喝绿茶，阳气升发，心神俱旺。上午阳强阴弱，阳气趋于表，气机上升，是人体功能最旺盛的时期。绿茶又称不发酵茶，较多地保留了鲜叶的天然物质，其中茶多酚、咖啡因的保留在85%以上，叶绿素的保留在50%左右，维生素损失也较少，属茶中之阳。此时饮绿茶，可以帮助脾胃消化，养护心气，运化水谷精微于周身，保持精力旺盛，即所谓提神醒脑。下午饮乌龙茶，健脾消食，助消化。午后阳气渐弱，阴气渐升，脾胃功能较上午有所减弱。人们常在午餐时吃一些油腻食物，妨碍脾胃运化。《本草拾遗》记载，饮茶可以“去人脂，久食令人瘦”，可见饮茶去肥腻的功效自古受人推崇。乌龙茶属于半发酵茶，主要成分为单宁酸，能够刺激胰脏脂肪分解酵素的活性，减少糖类和脂肪类吸收，促进脂肪燃烧，降低血液中胆固醇含量，尤其能减少腹部脂肪的堆积。因此下午喝乌龙茶，具有健脾消食、促进运化、减脂降糖的作用，是人体保健防病的佳品。晚上喝普洱茶，护胃、养胃、安睡。夜里阴强阳弱，阳气趋于里，气机下降。中医认为“胃不和则卧不安”。经过人工速成发酵后再加工而成的普洱茶（熟普），甘滑，醇厚，进入人体后附着在胃的表层，形成保护膜，长期饮用可起到护胃、养胃的作用。其中的咖啡因经多年陈放发酵，作用减弱，所以喝后不会兴奋，使人能够安睡。普洱茶还有补气固精作用，热饮肠胃舒适，还可治疗尿频。路老还说，喝茶一定不要浓，且泡了两三次后，没有香味就要换了。浓茶中有大量的鞣酸，对大便有收敛作用，尤其不适合老年人喝。

韦贵康[51]教授在食疗养生中独创茶饮方“红杞茶”。红杞茶由藏红花 0.3 克、枸杞子 3 克、山楂 3 克、西洋参 3 克组成，具有活血化瘀、滋阴补气、提高免疫力的作用。人体贵在气血充盈而调和，方中西洋参不仅可以滋阴补气，还能生津液；枸杞子性偏温，具有滋补肝肾的功能，肝藏血，肾纳气，气血同调；藏红花活血化瘀散结；山楂调脂降压。气虚体质的人群可加入生晒参、黄精等补气养阴之物，此茶饮适宜各类人群饮用，但孕妇禁用。需注意的是红杞茶与其他药茶不同的是，红杞茶的药渣可嚼服，有提效增益之功。

国医大师李济仁　气血双补养生茶

国医大师李济仁[52]无论走到哪里，都喜欢捧着一杯茶，杯子里面泡的并不是茶叶，而是一些红色、黄色、黑色的中药，这就是他喝了40多年的气血双补养生茶。其配方为：黄芪10～15克、枸杞子6～10克、西洋参3～5克、黄精10克。饮用方法：早上，将4种药材放入杯内，倒入开水，焖10分钟左右就可以喝了。喝完水后可以不断添加热水，喝上一整天；晚上，再把泡过的枸杞子、西洋参和黄精3种药材吃下去。这四味药，它们看似普通，实在没有什么特别之处，配在一起却有气血双补之功效。

要说起这药茶的来历，还得从李老50多岁时说起，那时他由于工作压力大，患上了严重的高血压，经常感觉头晕目眩。《黄帝内经》中有"气血失和，百病乃变化而生"之说。人体健康有一个重要的标准，那就是气血充盈而调和，血充足了，四肢百骸、五脏六腑才能够得到濡养，气充足了，这些濡养才能完成。作为中医专家的李老自然十分清楚这些道理，他也明白自己的情况属于气血亏虚，气血无法满足大脑所需，所以出现头晕的症状。于是，他经过缜密思考，配制出了这帖药茶。

仔细分析一下这个药茶的药理，我们会发现这四味药都是补药，其中西洋参的功用与党参、人参基本相似，但是西洋参的性偏凉，与偏温的枸杞子相配，就是寒温并用，达到补气、补血的效果。另外，黄芪为"补药之长"，可以补养五脏六腑之气；黄精有"补诸虚，填精髓"的功效，主要用来补血。四药相合，就能够达到调理气血、通经活络的效果。中医认为，气血和则百病消，所以李老能够健康长寿也就不足为奇了。

4. 养生方药

国医大师关幼波[53]在平时经常会含服一些西洋参。他指出，西洋参具有滋阴补气、防止口干舌燥的功效，而且性偏寒凉，不会引起上火，因此非常适合老年人服用（但寒性体质者不可多服此药）。关老服用西洋参的方法是：取纹理明显、颜色较深、手感沉实的西洋参一根，将其切成薄片，放入密封的瓷瓶中保存。每天取一片西洋参，含在口中一段时间，再慢慢咀嚼并咽下。除了西洋参以外，关老还喜欢喝茉莉花茶。他说，茉莉花茶具有疏肝解郁、调节情志、化湿清热凉血的功效，适合内火较大，有肢体酸疼重着等症状的老年人服用。

国医大师段亚亭[54]是妇科专家。他表示女性以血为本，年轻女性通过月经可以看出身体问题，而对于中老年女性来说，停经后阴阳失调，心烦意乱，气血不畅，睡不好是健康大忌。补气血并非女性的“专利”[55]，男人长期劳累、生活不规律，也容易导致气血不足。因此，他每天搭配 3 种食药材，与老伴一起服用了 20 余年。具体方法：西洋参 5 ～ 10 克，研磨成粉；鸡蛋 2 枚，搅匀；枸杞子 5 克。将三种食药材混合在一起，每日早晨蒸熟食用，此外再用大枣 5 枚，泡水喝。西洋参味甘，性凉，归肺胃二经，其具有补气养阴、清火生津的功效，也能抗疲劳、抗休克及延缓衰老。西洋参适宜阴虚火旺、咳嗽咯血、热病气阴两伤、烦倦口渴、口干舌燥、大便干结、便血、心烦失眠等人群服用。常用剂量为 3 ～ 6 克，炖服或研粉吞服，不宜与藜芦同用。值得注意的是，并非人人都适合食用西洋参。脾胃虚寒、大便稀薄者，女子痛经、闭经、带多者，均不宜把西洋参作为保健品，以免进一步损伤阳气而加重病情。

颜德馨[56]是我国首批国医大师、上海市第十人民医院教授、主任医师。颜老自幼随父亲颜亦鲁（江南名中医）学习医术，后来又进入上海中国医学院深造，毕业后悬壶沪上，屡起沉疴，不坠家声。颜老认为，人体内气血的运行越流畅，人的寿命就会越长。为了改善体内气血运行的状况，他经常服食一些自制的膏方。他说：“我吃的膏方具有健脾、补气、活血、防衰老的功效。我每天早上都会用开水冲服一些药膏。”下面就介绍一则颜老经常服用的防衰老膏方：取丹参 12 克，红花、桃仁、赤芍、柴胡各 9 克，蜂蜜适量。将上述药物一起倒入砂锅中加适量的清水煎煮 30 分钟，滤出药汁。在砂锅中添入适量的开水，再煎煮 20 分钟，去渣取汁。将两次所得的药汁倒入砂锅中，用大火煎煮至药汁变得浓稠，再调入两三勺蜂蜜继续熬煮至药汁呈膏状，装入密封的容器中备用，可每次服 1 ～ 2 勺，在早晨用温水化开后服用。

国医大师周仲瑛　独家秘方滋胃饮

周老擅治脾胃病，尤其擅长治疗阴虚胃痛，治愈率极高。他在总结经验时指出：“胃痛以气滞、寒凝、火郁、湿热、食滞、瘀血及气虚、阳微等多见，但阴虚胃痛并不乏见，且治法方药有其特殊性。”周老认为阴虚胃痛多见于慢性萎缩性胃炎或溃疡病并发慢性胃炎久延不愈、胃酸缺乏者，表现为胃脘部痞胀隐痛或灼热而痛，食少乏味或嘈杂如饥而不欲食，甚至没有饥饿感，有厌食倾向，或以进食酸味、甜味为舒，干呕泛恶，口干渴，大便干燥，舌干苔红等。同时，他还指出：“胃之阴液虚少，不能濡润胃腑是阴虚胃痛的关键。”基于此，周老配制了滋胃饮，取得了相当不错的临床效果，其方如下：

【组成】乌梅肉 6 克、炒白芍 10 克、炙甘草 3 克、北沙参 10 克、大麦冬 10 克、金钗石斛 10 克、丹参 10 克、炙鸡内金 5 克、生麦芽 10 克、玫瑰花 3 克等。

【用法】将上药放入容器内，加冷水浸过药面，15 分钟后即行煎煮，煮沸后改用微火，再煎 20 分钟。滤取药液约 300 毫升服之。

【功效】滋养胃阴，舒肝柔肝。

【适症加减】口渴较著，阴虚甚者加大生地 10 克；伴有郁火，胃中烧灼热辣疼痛，痛势急迫，口苦而燥，渴而多饮，加黑山栀 6 克、黄连 3 克；舌苔厚腻而黄，呕恶频作，湿热留滞在胃者加黄连 3 克、厚朴花 3 克、佛手 3 克；津虚不能化气或气虚不能生津，津气两虚兼见神疲、气短、头昏、肢软、大便不畅或便溏者，加太子参 10 克、山药 10 克。

在临床上，周老将滋胃饮主要用于慢性萎缩性胃炎或溃疡病并发慢性胃炎久而不愈、胃酸缺乏者，这类病症一般表现为胃脘隐隐作痛，烦渴思饮，口燥咽干，食少，便秘，舌红少苔，因此大家要注意结合自己的症状，不可随便用药，最好在医师的指导下进行治疗。

第三章

运动养生

“养生”，古时又称为“养性”“保生”，《中国大百科全书》将其定义为：“以调阴阳、和气血、保精神为原则，运用调神、导引吐纳、四时调摄、食养、药养、节欲、辟谷为手段，以期达到健康长寿的方法”。根据生命发展的规律，采取中国传统体育运动方式进行锻炼，达到舒筋活血、调畅气机、疏通脏腑气血、静心宁神之效的养生活动，称为中医运动养生。早在春秋战国时期，就已经出现运动被作为健身、防病的重要手段，如《吕氏春秋》中便明确指明了运动养生的重要性：“流水不腐，户枢不蠹，动也。形气亦然，形不动则精不流，精不流则气郁。”这里用流水和户枢为例，说明运动的益处，并从形、气的关系上，明确指出了不运动的危害，动则身健，不动则体衰。常用的中医运动养生方法有太极拳、八段锦、五禽戏等。由于该类方法具有形神俱调、动静结合、负荷适中的特点，且运动不受场地、性别、年龄、职业等限制，长期以来备受各医家、患者和百姓青睐。

跟随国医大师经验学习如何运动养生，是一种探索传统中医养生智慧的方式。中医注重平衡身体的阴阳五行，强调整体的健康与和谐。国医大师教导我们，运动应该根据个体的体质和健康状况进行选择和调整。

每个人的身体状况和需求各不相同，所以我们不能盲目追求激烈剧烈的运动，而是应该根据自己的情况选取适合的运动方式，保持身体的平衡和健康。

一、中医运动养生的功效

1. 增强体质，防御疾病

运动养生功法主要是运动和疏导，《子华子》曰："营卫之行，无失厥常，六腑化谷，津液布扬，故能长久而不敝"，运动健身的原因是"流水不腐，户枢不蠹，动也，形气亦然。形不动则精不流，精不流则气郁"，所以，要想强壮身体免除病痛，就一定要运动，这样才可以通利诸窍，使气血通畅。古人有云：人"和于术数"方可益寿延年。王冰认为"术数"的含义是："术数者，保生之大伦"，指的就是各种各样的养生方法，同时也包含各种锻炼身体的运动方法。先秦时期"动以强身"的理念对后世产生了很大的影响，东汉华佗所言"人体欲得劳动，但不当使极耳。动摇则谷气得消，血脉流通，病不得生"就是对它的延续，包括太极拳、易筋经、五禽戏等体育锻炼活动也是如此。

2. 守静养神，修身养性

"守静养神"是养生的另一主要观念。老子认为"致虚极，守静笃""归根曰静"，就是要做到空到极点，没有一丝杂念与污染，空明一片。修炼功夫，要专一不二地"守"住心，最终归于虚静的本原状态。老子的这一理论是之后"以静养生"理论的主要来源。此后，庄子亦提出"夫恬淡寂寞，虚无无为，此天地之平，而道德之质也"及"平易恬淡，则忧患不能人，邪气不能袭”的思想。老庄“守静养神”的养生保健观点值得肯定，亦为后世所接受。

养性修身保健指的是依靠提高道德修养、修身养性来延年益寿的保养身体方法，是传统导引养生术的自我修炼的终身追求。导引养生术体现的就是对个体生命心性、和谐的健康生命特征修炼。蕴含在导引术中的修身养性思想，使人们在长期的锻炼中不断提升个人修养，增强伦理道德观念，才达到了强身与和谐社会相统一的境界。

二、中医运动养生的原则

1. 因时、因地、因人制宜

“因时、因地、因人制宜”强调的是在审因施养时要根据当时的季节、地理环境的不同和患者的体质差异等做出相应的改变，其充分体现了中医整体观念和辨证论治思想在运动养生方面的应用，是中医学基本原则在运动养生过程的体现。

“因时制宜”即运动当根据四季不同时期采取不同方法进行锻炼。四季养生法则总括为“春夏养阳，秋冬养阴”。春季运动养生当注意保护阳气，以顺应春生之气，可做一些和缓放松的运动以增强心肺功能和提高工作效率，但当注意锻炼时间不可过早或过晚，以防止因雾气、汽车尾气等因素诱发哮喘、冠心病等疾病。夏季运动养生当以清晨或黄昏为最佳，避免高温中暑，时间不宜太长，适量进行一些有强度、可耐受的运动以顺应夏长之气。秋季运动养生当注意收敛神气，平心静气，使志安宁，培护阴气，毋至阴伤，以顺应阴长阳衰的肃杀之气为要。冬季运动养生当以敛阴护阳为根本，运动时尽量选择阳光充足的环境，时间当以

10时至16时为宜，同时主张适量进行低强度的和缓运动，做到“内动外静”，以闭藏之性为要，使身体在闭藏之中孕育一定的活力。

“因地制宜”，地域气候差异，地理环境和生活习惯的不同在一定程度上影响着人体生理活动和脏腑机能，甚至是运动方式。不同地域，因为地势、气候及生活习惯不一样，人们擅长的运动也不尽相同，如北方人喜欢长跑等田径类和冰雪类运动，南方人则善于球类和游泳等水上运动。根据不同地域的地理环境和气候特点来制定运动养生方法的原则，即为“因地制宜”

“因人制宜”是中医的一大特色，是根据人们的年龄、性别、体质、职业等特点，来考虑不同运动的养生原则。对于老年人来说，由于肌肉力量减弱，神经系统反应变慢，协调能力变差，宜选择动作轻柔和缓、放松肌肉、活动全身的运动，如步行、慢跑、太极拳等。而对于身强体壮的年轻人，可以选择运动量大的锻炼项目，如长跑、篮球、足球等。每个人工作性质不同，所选择的运动项目亦应有别，如教师、售货员要长时间站立，易发生下肢静脉曲张，需要仰卧抬腿；伏案工作者，要经常进行扩胸、伸腰、抬头等运动。

【国医大师如是说】

因时制宜

任继学[57]坚持运动，并总结出一套随季节变化而变化的漫步运动。比如，他年轻时爱登山，年年上长白山，而且还跟着药农一起采药，很有乐趣。长白山风景宜人，任继学从开满鲜花的山脚走到茂密的原始森林，从繁花似锦的夏季走到硕果累累的金秋，一路走出了好心境，也走出了他健康的体魄，更走出了他清醒的大脑。8 年时间，他 10 次上长白山。春夏秋冬几番寒暑，任继学也从漫步运动中体会到了漫步与四季的协调。任继学说，养生要分季节，比如春三月，此谓发陈，那些原来潜藏于地下的青草发芽了，树也发芽了，人体阳气也开始升发了。他说，此时自己不做剧烈的跑步，都是缓步慢慢走，以不过度劳累为宜，因为跑步劳神伤气。

因人制宜

国医大师吕仁和[58]认为运动当“外练体，内修心”。吕仁和教授喜欢运动，因为运动在健康长寿、养性调神等方面具有重要作用。他强调，每个人必须根据实际情况选择适合自己的运动方式、运动量和运动时间。有的人身体不太好，人家走一万步，他也走一万步，甚至更多，结果走得腰酸腿疼再也不运动了，反而适得其反。每种运动都有其特点，快走、跑步、球类、器械健身等剧烈运动能够强筋壮骨，降低体重，降低血脂和血糖，提高健康水平，但只适合身体相对健康的人。如果是已有重要器官疾病的患者，则适合调息、缓慢起蹲、八段锦、五禽戏、太极拳等轻缓运动。此外，双手十指交叉活动、手腕足腕活动、伸展活动、挺胸收腹活动等动作，同样能通经活络、行气活血、调理脏腑，帮助五脏改善功能，提高人体免疫力，促进健康。

国医大师阮士怡[59]认为："儿童期的健康是基础，和日后长寿关系重大。"婴幼儿时期的健康发育与营养关系密切，需要注意加强营养。建议多让儿童去户外活动，锻炼身体，增强自身的"正气"。他建议，青少年可以根据自身条件坚持早晚活动身体，但活动不需要太剧烈，也需要注重培养"无病早防，有病早治"的理念。到了老年，则更应该关注情志方面的养生，要"调情志、常运动"，避免情绪大起大落影响脏腑的健康。

国医大师邓铁涛[60]教授认为，重视运动，勿使过度提倡体育运动以增强体质，从而达到祛病延年的目的，这已是家喻户晓的事了，在我国更是古已有之，但其中有一个科学态度问题，虽说"生命在于运动"，但从养生的角度来看，这句话只说对了一半，汉代华佗的话才是至理名言，他在论五禽戏时指出："人体欲得劳动，但不当使极耳"。"不当使极"是一句关键性的话，就是说运动不能过量，失度过量，则容易劳损伤身，"积劳成疾"，这对于体弱及老年人来说，尤须予以足够的重视，认真对待。运动的种类很多，从传统角度来看，可分外功与内功两大类型。体操、跑步、外家拳术之类比较使用外劲的运动属外功；五禽戏、太极拳、八段锦之类则属内功。若以强壮身体为目的，则内功、外功均可；如从摄生角度来考虑，尤其是对中老年人来说，则以内功为好。内功用意不用力，以意为主，以意引气，以气运肢体，不偏不倚，不会伤气耗血。能持之以恒，则气血流畅，体力日健，精神日充，达到健康长寿之目的。

李佃贵[61]认为运动养生即是清身体之浊毒，运动要因人而异，每个人的体质不同，运动方式也应有所区别。阳虚体质的人群多较畏寒，易受风寒侵袭，锻炼时要多注意保暖避寒，一般选择在阳光充足的上午锻炼，运动量不宜过大，不可大量出汗。气虚体质的人群多少气懒言，运动的方式以养气、补气为主，慢跑、散步、气功等是其较为适合的锻炼方法。

2. 动静结合，适度进行

运动养生是通过锻炼达到强身健体、延年益寿的目的。在运动时，不能因为强调动而忘了静，要动静兼修，内炼精神，外炼形体，内外结合，展现“由动入静”“静中有动”“以静制动”“动静结合”的整体观念。

动可以保证气血运行通畅、四肢反应灵敏，以此来提高机体的抗病力。《吕氏春秋》主张“以动养生”，后汉的华佗及唐代的孙思邈也延续了这一思想。《遵生八笺》则云：“人身流畅，皆一气之所周通……人身欲得摇动，则谷气易消，血脉疏利。”西医学研究发现，运动能够增强心肌收缩力，恢复血管弹性，从而改善心脏供血功能，延缓或减少动脉粥样硬化等病变；运动还能够提高肌肉的收缩和舒张功能，使肌肉结实，关节活动灵活。

老子在《道德经》中指出：“归根曰静，是谓复命。”同时庄周也提出养生要“清静无为”。这种“静派”的养生观点对后代的养生思想产生了极大影响。静，不仅包括运动的安静状态，还包括精神清净。神为一身之主，因此清静养神也是至关重要的。西医学同时也认为，精神上的失调会引发人一连串焦躁反应，产生眩晕、头痛、失眠、多梦等一系列交感神经亢奋之症。但就当代人的作息规律及生活习惯来看，只有动静结合，将精神、气息、形体三者相统一，把人看作一个整体而进行整体性干预，才能保生长全。

运动养生适度尤为重要，运动量不能过少或过多。《备急千金要方·养性》曰："养性之道，常欲小劳，但莫大疲及强所不能堪耳。"若运动量过少，通过运动达不到锻炼身体的目的，不能发挥其应有的效果；若运动量过大，则运动刺激可能会超过人体所能耐受的负荷，适得其反，身体因过度劳累而受到损害。因此，运动养生强调适度不疲的原则，体质差的人要尤为注意。

【国医大师如是说】

国医大师陆广莘[62]认为除了吃，就是健步行走，这样可以把下肢的血液泵到大脑。大脑供血、供氧情况直接标志着人的健康和衰老状况。高寿老人锻炼没意义，活动活动就可以了。关键是脑子，你脑子思考的问题是高远的，你就会长寿。现在城市里，有很多老年痴呆患者。一个主要的原因就是没有活动，尤其是大脑的活动。相反，农村的老人得这个病就不多，他们要生活，就从事各种各样的事情，大脑自然就活动了，也就不会患老年痴呆了。

运动是国医大师张琪[63]高寿的主要原因之一。与人不同的是，他所说的“运动”，分别是指大脑运动和体力运动。张老认为：退休人员之所以容易衰老，是因为停止了大脑的锻炼，而大脑和身体一样，不用就会迟钝。因此，老人在退休以后，照常出诊、搞科研、著书立说、坚持带研究生。直到如今，老人还坚持每天看书，在书中汲取新的东西。“中医博大精深，不能止步不前，还得往前进”，张老如是说。老人承认随着年龄的增长，自己的记忆力多少有些减退，但思维和文笔仍不减当年。搬家之后，张老又参加了小区附近的老年迪斯科活动，“伴随着音乐节奏全身活动，直到微微出汗，对身体也大有裨益。”哈尔滨的冬天气候寒冷，老人不宜外出，于是，他就坚持在室内行走，每天约走半个小时，和迪斯科运动一样，一直走到微微出汗为止。“《十叟长寿歌》云，服劳自动手，安步当车久。坚持走路能行气活血，调和营卫，有益身体健康”，张老说。如今他身板依旧硬朗，走起路来步步生风，这与他经常运动有着必然的关系。同时张老指出：“每个人的身体状况不尽相同，养生要从自己的实际情况出发，遵循科学规律，泰然自若地调摄身心，快乐地工作和生活，健康自然属于我们。”

国医大师段亚亭段老[64]认为，健康需要活动，但必须适当，不可劳倦过度，尤其是老年人一定要选择适合自己的锻炼方式。他给自己选择的方式就很简单，每天早晚都坚持慢走一段路，长年累月不懈怠；坚持到门诊看病，并悉心带徒弟和传承学术经验，这让他的内心充实和满足，同时可以促进他经常思考问题，增强思维分析能力，增加活力，振奋精神，有年轻态。

3. 循序渐进，贵在坚持

运动养生要循序渐进，切忌急于求成。运动强度要从低到高，运动时间由短到长，运动次数由少到多。人体各器官的机能，不是一下子可以提高的，它是一个逐步发展、逐步提高的过程。突然的心血来潮、疯狂锻炼不仅不会达到养生、锻炼身体的目的，还会对肌肉、器官、内脏造成急促的影响，或使肌肉拉伤，或使人疲劳，给身体加重负担，也容易导致受伤。据研究，一般健康人在没有准备活动的情况下突然参加剧烈运动或运动量一时过大，可致心率突然加快、血压增高、心肌需氧量增加，但此时冠状动脉不能相应地扩张以供给足够的血液，造成心肌缺血。操之过急，往往欲速则不达。

人贵有志，学贵有恒，只有持之以恒，坚持不懈，才能取得养生成效，“三天打鱼，两天晒网”是达不到锻炼目的的。“流水不腐，户枢不蠹”，运动养生锻炼的不仅是身体，更是意志和毅力。不要以学习、工作繁忙为借口而不坚持运动。如果时间充裕，可多运动些时间，时间不足每天进行 10 分钟左右的短时间锻炼也是有益的。若不能到户外或操场锻炼，在室内、楼道内做原地跑、原地跳、广播操、太极拳等也是可以的。

【国医大师如是说】

何任[65]先生主张劳逸结合，不可过劳，也不可过逸。要保持工作、学习、休息的相对平衡，认为适当的工作、休息，做一些适当的运动锻炼有助于气血运行。他强调运动锻炼要循序渐进，持之以恒，不可一曝十寒，操之过急，“比如做八段锦，打太极拳，做广播操，只要持之以恒，都有益健康。但万不可定高标准，比如对身体超负荷的长跑、久走，这是会造成疾病的，千万注意”。

国医大师刘嘉湘[66]认为，年龄大了，体力上不及年轻人，但也要进行适当的运动，步行是最方便易行的活动方式，比较适合老年人。刘老坚持饭后走百步的习惯已有多年了，遇到刮风下雨，他就在屋子里练练倒走，这样有助于消化使脾胃健运，不断充实“后天之本”，增进健康。他说老年人可以选择散步、打太极拳等舒缓运动，但要量力而行，贵在坚持。

国医大师段亚亭[67]认为运动要讲究“慢”和“稳”。老年人要锻炼，但要记住一个“慢”字。这是因为，一般老年人都有不同程度的骨质疏松，日常活动都要“慢”和“稳”，要循序渐进，不能急功近利。最好的方式是慢走、打太极拳。“人常说人老脚先老，实际上人老都是脏腑先衰老、气血不足、经脉不通，体现在腿脚上就会走路脚软，少气无力。老年人一跌倒，关节、骨头最易损伤。”段亚亭认为，经常活动筋骨可以加速血液运行，减慢衰老。

三、选择中医运动养生方法

1. 选择适合的运动方式

运动方式要因人而异。大家的体质、健康状况、年龄、所处环境等是不一样的，因此选择的运动方式也各有不同。例如，体重量过大的人最好不要采取登山的运动方式，因为体重量过大会给膝关节增加额外的压力，再加上登山使其负重增加，导致膝关节承受压力过大，从而引起疼痛甚至不能行走。

有氧运动可以锻炼心、肺功能，使心血管系统能够更有效地把氧气运送到全身。我们可以选择一些柔和同时需要耐力的有氧运动，如慢跑、游泳、骑自行车、打太极拳等。

【国医大师如是说】

邓铁涛[68]自50岁起，每晨必炼“八段锦”，几十年来从未停止。他认为健身运动可分“外功”和“内功”两大类，体操、跑步、打外家拳等以使用外劲为主，属于外功；而做五禽戏、打太极拳、练八段锦等则属于内功，练内功用意不用力，以意为主，以意为引，以气运体，不会伤气耗血，比较适合中老年人。常练八段锦能让身体的每个部位都得到充分的拉伸，起到疏通经络、调节气血、养心怡情的作用。他还结合自身多年练习的经验，对传统的八段锦动作进行了改良，成为现时很受群众欢迎、简单易学的“邓铁涛八段锦”，整套动作柔和连绵，滑利流畅；有松有紧，动静相兼；简单易行，功效显著。

国医大师李辅仁[69]说：我平日医疗任务较繁重，没有时间和精力特意去进行体育锻炼，但我十分重视“体宜常动”，注重“流水不腐，户枢不蠹”。这种观点，肇源于《内经》，后为明代冷谦发挥，录于其所著《修龄要旨》中“养生十六宜”。日常家务，买菜扫地，整理房间，修剪花草，能胜任者，我定要亲力亲为，这也是适合老年人的一种锻炼方式。运动的形式是多种多样的，老年人要注意年龄特点和身体状况，有所选择地进行运动，量力而为，劳逸结合，避免过劳耗伤，也要注意运动时的安全问题，防止在运动过程中出现的外伤、骨折等情况。

2. 选择合理的运动时间

第一是选择何时开始运动，第二是选择进行多长时间的运动。《黄帝内经》云：“顺四时，适寒暑。”意为用平和的心态和平衡的身体状况去适应四季气候的变化。运动时间的选择也要顺应四时的变化。总得来说，一天中的下午 3 时到 6 时是最适合运动的，然后是晚上 7 时到 9 时，人体的阴阳转换是在这两个时段进行的，此时运动对阴阳都有利。最不适合进行运动的时间是凌晨 3 时到 5 时，在此时间段内人体阳气生发最盛，肾上腺素分泌最多，如果这时运动，会出现血压骤升、心跳过速、心肌供血不足等症状，易导致突发性脑出血、心脏骤停等状况发生。

中医运动养生还强调“养性之道，常欲小劳，但莫大疲及强所不能堪耳”，意思是养生时要量力而行，不可进行透支身体的大运动量活动，否则得不偿失，不符合养生之道。每次运动时间最好不要超过 1 个小时，尤其值得注意的是老年人，最佳运动时长为半小时左右，切忌运动时间过长。

【国医大师如是说】

国医大师石学敏[70]教授一直活跃在临床工作的第一线，他至今仍然坚持每天查房，指导下级医生，从事研究工作，不知疲倦。如何能保持如此充沛的精力？他说，人体保健最重要的就是上、中、下三位一体。即上：保持灵敏、充沛的脑力；中：保持通顺、畅快的胃肠消化系统；下：保持一双强壮、有力的腿。石学敏认为，慢跑、游泳等运动是最好、最廉价和最实用的排毒和减肥方法。中医讲究运则行，动则通，气血不行，不通则瘀，瘀则百病生。因而石学敏教授每天早晨都要坚持慢跑 40 分钟，如果没有特殊情况，下午还要游泳 30 分钟。这不仅能保持胃肠系统的健康和四肢强壮，还有利于全身机能的增强。

生命在于运动，除了工作学习之外，班秀文[71]认为，每个人必须根据体质情况，注意体育锻炼。他本人每日晨 6 点起床，在公园里散步，呼吸新鲜空气。喜欢登山，常去欣赏大自然美景。闲时含饴弄孙，尽享天伦。故嘱后人适当进行体育锻炼，增强体质，防病治病。锻炼方式其推崇太极拳、八段锦、老人保健操、慢跑、气功等方法。

国医大师邓铁涛　午间散步采阳养生法

邓铁涛教授喜欢散步，除早晚散步外，在天气晴好、阳光灿烂的日子，他几乎每天午饭前的正午时分（11：00 ～ 12：00）都会绕着楼下的空地悠闲散步，尤其在阳光充足的夏日，运动程度的掌握以感觉温暖舒适、微微出汗为度，邓老称此为“午间散步采阳养生法”。邓老认为，自己精神状态一向很好，不可不说是得益于此法。关于“午间散步采阳养生法”的由来，邓老在接受《羊城晚报》采访时说：“它是在中医基础理论的指导下形成的。中医认为，正午时分是一天中阳气最旺盛的时候，人体自身的阳气也达到了一天中相对较旺盛的状态，此时在阳光下散步，易激发人体的阳气。另外，散步时背部朝阳，则人体一身之阳气随之旺盛。因而，在正午温暖灿烂的阳光下散步行走，可促进人体的气血运行，加快新陈代谢，振奋人体之阳气。”

邓老还指出，这个方法比较适合于中老年人以及阳虚体质的人群练习。老年人的身体阳气渐渐不足，容易出现如怕冷、怕风、面色㿠白、气短乏力、疲劳、精神萎靡、腰膝酸软冷痛、小便频数清长、夜尿多等症状。如能采用邓老提倡的这种散步法，就能很好地改善老年人的身体状况。当然，这一方法并不局限于中老年人使用。

虽然与老年人比起来，年轻人体质较好，但年轻人体内代表生命力和活力的阳气也有不畅的时候，例如当大家一段时间内感觉白天精力欠佳、困乏嗜睡时，就可能是由于作息不规律使体内阴阳交接失和，导致出现这种精神不振、乏力的症状。这种情况下，年轻人也应该在正午时分，到户外散步半小时至一小时，以通过促进气血流通、振奋阳气，改善上述症状，从而提高工作效率和生活质量。但要注意的是，对于本已属阴虚阳热体质的人群及一些由于各种原因而致津液亏耗等阴虚阳亢体质的人群，不宜选择这一方法。

中医里说“春夏养阳”，因此这一方法适合在春夏两季进行。如果在秋冬季节感到精神不振时，可以选择在天气晴好、阳光充足的午间进行户外散步，这样也可以起到促进气血运行、加快新陈代谢、振奋人体阳气、提神醒脑的作用，对人体的健康也十分有益，但一定要注意防寒保暖。

3. 选择合适的运动场地

运动场地有室内和户外两种。通常最好先在室内做好准备活动，舒展四肢筋肉，然后再进行室外运动，切记不要刚起床就马上进行户外运动。除此之外，日出前也不要到树林进行运动锻炼，究其原因主要是树叶在非光合作用条件下不能大量吸收二氧化碳以释放氧气，若人在这种环境中进行体育运动，则会陷入缺氧状态，对健康有害。

此外，在马路上跑步，尤其是在有机动车行驶的马路上跑步，也是一种错误的运动方式。在这种环境中运动不但危险，还会吸入车轮扬起的尘土和汽车尾气，这都有害身体健康。

【国医大师如是说】

安步当车，年老也要多运动。国医大师禤国维[72]没有特别的食养、药养，但他坚持锻炼。每天早晨上班坚持提前出门步行至车站，等车的时候也不闲着，慢步走一走，活动一下手脚。禤老说，现在工作日程安排比较满，假若晚上没有特殊的安排，他会选择在家附近散步，以慢步走为主。如果遇到刮风下雨等恶劣天气，就改为在室内慢步走0.5～1小时。谈养生古人认为逸则气滞，劳则气耗。活动少，则气血运行不畅；活动过度，则耗气伤身。《黄帝内经》提出过四气调神、天人合一等等符合人体生理活动的养生理念，提示大家要根据不同年龄段、不同季节，选用不同的活动方式。如老年人就不宜爬山、快步跑，阴霾重时要减少户外活动等等。

4. 保持合理的运动状态

每次运动中都最好保持适合自己的运动状态，即身体在运动的时候应当处于舒适的状态。保证运动时人体一直处于稳定状态。运动时心跳的次数不要超过150次/分。如果运动的时候不能计算脉搏，可以依靠心跳微微增快、呼吸微微急促、身上微微汗出、全身微微发热等主观感受来衡量。如果运动之后全身有轻松舒适的感觉，则本次运动处于有氧状态。反之，如果运动后感觉心跳很快，且呼吸急促、喘憋、大汗淋漓、运动后瘫软在地，则表明本次运动过量，适得其反。

运动具有阶段性，每个阶段都有各自的运动方式和运动状态，要根据每个人的健康状况，进行循序渐进、由浅入深、由慢到快的运动，还要掌握动静平衡、劳逸结合的运动观念，这样才能做到正确的运动养生。

【国医大师如是说】

在运动方面，阮士怡[73]推崇动静结合：每天早起和晚上睡觉前各做10分钟左右的小幅肢体活动，另外阮老每天坚持看书看报、思考问题、写文章等，他认为这不仅可以让人保持良好的心理状态，也能预防老年痴呆。

国医大师朱良春[74]强调“活动活动，要活就要动”。他经常看到居所附近有老年人锻炼，但他从来不去，“一方面是因为我有点懒，另一方面也是怕浪费时间。但不动肯定是不行的，我的办法是，每天晚上站着收看新闻联播，一边看一边活动四肢，手臂来回摆动，有点像打太极拳，腿则下沉、弯曲，呈半蹲姿势，这样五分钟就能感觉身体变热，十来分钟就觉得微有汗意，这时我就不动了，慢慢放松。我认为运动一定要适量，贵在坚持。”

四、国医大师的健身操

1. 国医大师颜正华的颜氏[75]健身操

（1）转动头部。顺时针10次，逆时针10次。

（2）转动手臂。向前25次，向后25次，甩手25次。

（3）抓手扩胸100次。

（4）后仰。整个上半身后仰25次。

（5）转动腰部。向左 25 次，向右 25 次。

（6）俯腰 25 次。

（7）拔凳。垫起脚跟 25 次。

（8）踢腿。左腿 25 次，右腿 25 次。

2. 国医大师陈可冀[76]的强身祛病“拍打操”

（1）站立，双手掐腰，双脚与肩同宽。左、右腿交替，缓慢抬起，膝关节与地面保持 90 度，各自坚持 10 秒钟后放下。

（2）双脚与肩同宽，右手掌拍打左肩，腰部稍往左转，另一只手背拍打腰骶部，完成动作之后换手反向重复一遍。

陈老提醒大家必须注意的是，拍打时全身放松、挺直颈胸、呼吸平稳。拍打时先轻后重、先慢后快、不宜过猛。有病变的关节肌肉处用力可稍大些，拍打胸腹部时动作要轻。

3. 国医大师陆广莘[77]的“关节活动操”

（1）双手扶住桌子，身体前倾。

（2）踮起脚后跟，然后回到地面；这样反复踮脚，让身体上下活动。

陆老说，脚是离大脑最远的地方，下肢血液循环不好，通过踮脚可以让腿部的血液流动更通畅。陆老建议，还可以每天醒来，把双手搓热，在面部、耳后擦擦；晚上也同样做 10 分钟，使身体微微发汗。这样身心舒服，有助睡眠。

4. 国医大师贺普仁[78]的保健操

（1）眼睛保健操：于每天早晨起床时，用食指指腹按摩承泣穴（位于面部，瞳孔直下，当眼球与眶下缘之间）36 次，使之有酸重感。贺老称，他原花眼150度，经按摩三个月以后就摘去了老花眼镜。因按摩承泣穴能疏通经络，调理气血，改善局部血液循环和神经营养，并能减轻眼肌紧张和疲劳，改善眼的调节功能，故能达到防治多种眼疾的功效。

（2）耳朵保健操：于每天早晨起床时，用两手掩耳，手指放于后脑部，用食指压中指，轻弹后脑风府穴36次，可听到“咚咚”的响声，力度要适中。此法能开窍聪耳，可治疗耳鸣、头痛、神经衰弱等症。

（3）牙齿保健操：于每天早晨起床时，叩齿36次，能使牙齿坚固，不酸不疼。

5. 国医大师关幼波[79][80]的“床上八段锦”

（1）盘腿坐于床上。将双手的手掌搓热，放到双眼上，缓缓搓揉到两耳，反复搓揉30次。此动作具有明目、聪耳的作用。

（2）将双手的手掌分别放在鼻梁两侧，先沿着鼻梁向上推按至额头，再向下推按至下颌，上下反复推按30次。此动作具有延缓面部皮肤老化、减少皱纹、防治鼻炎的作用。

（3）将双手十指微屈分开，用指尖、指肚分别梳理同侧的头发，从前发际缓缓梳理到后发际，反复梳理30次。此动作具有缓解头部不适、预防脱发、白发、延缓衰老的作用。

（4）闭目，叩齿100下，然后将口中产生的唾液一次性咽下。此法具有固齿、预防牙病、增强胃肠消化功能的作用。

（5）将双手分别放在两侧膝盖上，旋转揉搓两侧的膝关节，同时用上臂带动肩和腰做左右摇摆旋转的动作，反复操作30次。此动作具有舒筋活血、改善膝、肩、腰关节的功能、增强胃肠消化功能的作用。

（6）用双手扶着两膝，以尾骨为轴，将腰部先向左转圈30次，再向右转圈30次，然后，用腰部带动胸椎、颈椎和头部前后晃动30次。在转动腰部时的幅度应从小逐渐增大，使整个脊柱带动脏腑都活动起来，以取得增强脏腑功能的作用。

（7）将腰部挺直，双手放在腰部，顺着脊柱上下搓揉，可根据自己的体力反复搓揉 20 ～ 30 次，最多可搓揉 100 次。此动作具有益肾养肝、养护督脉、防治腰背酸痛等症状的作用。

（8）将双臂向前平举，五指张开，屈肘，扩胸。将双手握拳，双臂内旋，使手心向上，可反复做 100 次。此动作具有增强心肺功能、预防手抖等作用。

（9）在做完上述动作后，放松全身肌肉，将手臂随意放在腿上，闭眼，意守丹田，做 10 分钟的腹式深呼吸。

“床上八段锦”具有舒筋活络、调理脏腑功能的功效，而且动作不剧烈，体力消耗不大，可驱动体内气血，因此非常适合老年人、体质虚弱者、腰腿关节活动不利者练习。关老在年过 90 后依然腰不弯、眼不花、手不抖、头脑清晰，与其数十年来持之以恒地练习这套养生操有很大的关系。

6. 国医大师石学敏[81]的“指灸”保健操

“指灸”是他自己 40 年养生保健的精髓。所谓“指灸”就是用手指按压、按摩穴位。对于大众来说，指灸简单、易学，是最实用的健身养生方法。指灸健脑强体，可随时随地做，如睡前醒后、饭前饭后、午休前后、工作间歇时等，尤其是伏案工作超过一小时后做指灸，会感到双眼明亮，头脑轻松。

（1）坐于椅子或沙发上，靠背，头稍后仰，双目微闭，消除杂念，心平气和。

（2）将两大拇指放在颈项部耳垂后凹陷处，其余四指向后并排放在脑枕部，大拇指找准天柱穴、风池穴、翳风穴，依次按压、按摩三对穴位。每对穴位指灸时间几分钟至十几分钟均可。

（3）取坐姿，双腿稍微前伸，在膝关节“膝眼”往下三横指处，找准左右两腿足三里穴，用双手大拇指用力按压、按摩此穴位，足三里是古代文献中记载的“强壮穴”，对健身强体有特殊作用。

7. 国医大师孙光荣[82]的“九九自振”养生操

（1）预备：垂肩，直立，平开半步，面朝太阳升起的方向，全身放松。尽量睁大双眼、张大口腔，舌尖抵住上颚。深呼吸 9 次。

（2）以头书凤双臂展：以头部书写“凤”字，缓慢活动颈部；双臂自由活动、舒展。

（3）左右踢腿腰转圈：腰部左转、右转各 9 次；下蹲 9 次；左右踢腿各 9 次。

（4）站踮蹲振各 300 次：自然站立，利用膝盖屈伸自然振动 300 次；踮起脚尖，利用膝盖屈伸自然振动 300 次；下蹲，利用膝盖屈伸自然振动 300 次。

（5）结束：自由活动，舒展四肢，如有可能，步行 1000 米。

8. 国医大师孟景春[83]的“孟氏按摩操”

（1）梳头。将双手十指插入发间，从前发际梳至后发际，反复梳理 30 次，以头皮有温热感为宜。此法具有提神醒脑、乌发明目的功效。

（2）按太阳穴。以双手的大拇指用画圈的方式轻压头部两侧的太阳穴，沿顺时针、逆时针的方向各揉按 18 下。此法具有明目提神的功效。

（3）搓迎香穴。以双手大拇指的指腹搓揉鼻翼两侧的迎香穴，直至感到鼻部微微发热为止。此法具有增强免疫力的作用。

（4）擦面。两眼微闭，将双掌相互搓热后，在两腮及下颌部按压

2～3分钟。将五指并拢，将小指贴于鼻侧，将双掌十指匀力上推，经过眉间的印堂穴，上推至额部发际，然后将双掌分别向头部两侧推擦（双手无名指的指尖应依次推过眉头、眉腰、眉尾）至两鬓，再向下推擦至腮部。如此反复推擦，直至面部有温热感为止。此法具有改善面部血液循环、滋润皮肤、减少皱纹、延缓衰老的作用。

（5）弹耳。用双手掩紧两耳，将手指并拢，贴于头枕部，将食指叠放在中指上，然后用力下滑，弹在头枕部，使双耳听到“鼓鸣”的声响，可每次弹击36下。此法具有提神醒脑、聪耳助听、预防老年性耳聋、眩晕等病症的作用。

（6）叩齿。口唇轻闭，将上下牙齿有节奏地相互轻轻叩击，每次叩齿36下。此法具有保护牙齿及牙龈，防止牙龈萎缩、牙齿松动的作用。

（7）咽津。将舌尖轻顶上颚，待口内产生大量津液后用力将津液咽下，以能听到“汩汩”的声音为宜，可重复操作数次。此法具有清润肠胃、增强消化系统的功能、防治腹胀、便秘、肠胃功能紊乱等病症的作用。

（8）擦腰。将两掌对搓至手心发热，分别放至两侧腰部的肾区进行揉按，直至该处有热感为止。此法具有防治腰肌劳损、腰酸背痛的作用。

（9）摩腹。将双掌相互搓热，将左掌心按于肚脐部，将右手叠放在左手背上，沿顺时针的方向按摩腹部36次，再沿逆时针的方向按摩腹部36次。此法具有顺气消积、健脾和胃、预防便秘的作用。

（10）提肛。吸气，并有意识地向上提收肛门及会阴部，保持5秒钟后再缓慢呼气，并放松肛门。此法具有防治痔疮、子宫脱垂等病症的作用。

每天早晨六点半，孟老醒来后会立即练习此套按摩操，每次练习半个小时，数十年来从不间断。孟老说，这套按摩操动作轻缓，简便易学，而且不受环境条件的限制。人们若坚持练习此操，能取得强身健体、预防早衰、延年益寿的效果。

第四章

精神养生

中医养生历来强调精神养生法，并列为诸法之首。因为人为“万物之灵”，具有很高的思维能力，人的情志状态如何，决定人体整个机体的平衡和失调。多位国医大师也在采访中多次强调精神情志因素对人体健康的影响，认为良好的精神状态可以增进健康和延年益寿，而不良的精神情志刺激可使人体气机紊乱，脏腑阴阳气血失调导致疾病的发生。

日常生活中，人们常常面临各种压力和情绪困扰，我们可以从国医大师们的经验中学习如何进行精神情志养生，以保持身心的健康。国医大师们凭借其深厚的医学知识和丰富的经验，提出了许多关于情志养生的宝贵建议和方法，心态豁达，莫追名逐利，培养爱好调摄精神。通过跟随国医大师的教诲，我们可以学会如何正确处理情绪，保持平衡和稳定的心态，并从中获得身心健康的福祉，培养健康的社交关系和积极向上的心态，能够有效地克服压力和负面情绪，提升生活质量并达到健康长寿。

一、精神情志与健康的关系

精神，是指人类特有的内心世界现象，包括思维、意志、情感及其他各种心理活动，中医学将其归属于神的范畴。五脏皆藏神，而“神发于心”，故心、神常统称或互代表述。人体的形与神互为依存，协调统一形是神的物质基础，神是形的生命表现。但中医学更强调神的主导地位，“神明则形安”，认为神为形之主，神可驭形。神不仅主导着人体的精神活动，也主宰着物质能量代谢，以及调节适应、卫外抗邪等脏腑组织的功能活动。人体只有在神的统帅下，才能保持内外环境的相对平衡，其生命活动才能表现出整体特性、整体功能和整体规律。《灵枢·天年》中就有“失神者死，得神者生”的说法，神的重要性可见一斑。因此，中医养生学既重视养形，更强调养神。正如《素问·上古天真论》所言：“恬淡虚无，真气从之。精神内守，病安从来。”

精神养生是中医养生学的核心内容，贯穿于中医养生之始终。养神得当，则人体七情调和，脏腑协调，气顺血充，阴平阳秘，“形与神俱”福寿绵长。但是，人的精神世界最为隐秘与复杂，精神养生需潜心领悟持之以恒，道德日全，方可达到“不祈善而有福，不求寿而自延”（《备急千金要方·养性》）的理想境界。

精神情志与疾病是互相影响的。中医藏象学说认为，五脏的生理功能与“在志”方面有着密切联系，即是“心在志为喜，肝在志为怒，脾在志为思，肺在志为忧，肾在志为恐”。在病理条件下，五脏患病会影响情志，导致情志发生变化；情志异常会影响五脏导致疾病的产生与发展。研究表明，情志在冠心病的各种证型中都有出现，并且该比例高达 92% 以上；情志证候要素在冠心病的各个时期都存在，表明“情志”贯穿冠心病病情变化的始终。研究人员在对新冠患者进行治疗过程中发现，医护人员通过共情和良好的语言沟通技巧，给予患者及时、正面性、个体化的心理护理，能有效缓解患者不良情绪，使患者积极配合医生的治疗手段减少患者的恐惧心理，加速病情的好转。流行病学调查显示，功能性胃肠病患者中约有 42% ～ 61% 的患者伴有心理障碍，明显高于一般人群和其他器质性疾病人群。功能性消化不良和肠易激综合征是功能性胃肠病的常见疾病，生活中的负面消息、性格内向、焦虑和抑郁状态等均与肠易激综合征有着高度相关性。由此可见，精神情志状态既收到疾病因素的影响，也会成为疾病的影响因素之一，两者息息相关、密不可分。

二、精神养生的方法概述

精神养生的方法，就是在人的精神将要或已经失于清静而发生异常时，采取适当的方法，使情志回归正常。人的情志也称情感，中医学概称为七情、五志，他是人在接触客观事物时，精神心理的综合反映。情志活动适度，调和而有节制，则有利于机体各脏腑组织生理功能的进行。良好的性情有助于人体新陈代谢的平衡，能提高人的免疫功能和抗病能力。人的情志是不断变化的，自然、社会和人体生理病理变化，随时都可能激发人们的情志变化，致使人的情绪状态总是起伏不定。正常人对外界刺激能做出适度和恰当的情绪反应，且开朗、乐观、愉快、满意等积极的情绪总是占优势，这是人类热爱生活的表现。但若因内、外因素影响而导致情志放纵、偏激，超过机体的耐受程度，影响人体脏腑气机的正常运行时，小则引起功能失调，大则导致疾病发生，甚至危及生命，对人体的健康带来极大危害。如《素问・举痛论》提及："怒则气上，喜则气缓，悲则气消，恐则气下""惊则气乱""思则气结"等。因此，当情志过激时，应及时通过主动的控制和调节，怡情以摄神，避免不良情绪对人体内环境的进一步损害。俗谚云："心病还需心药医"，过激情志产生时，可以采用移情法、开导法等方法。

1. 移情法

移情法又称转移法，即通过一定的方法和措施改变人的情绪和意志，或改变其周围环境，使之与不良刺激因素脱离，从而从不良情绪中解脱出来。《续名医类案》郁证中说："失志不遂之病，非排遣性情不可"；"投其所好以移之，则病自愈"。生活中有些人往往因为将注意力集中于某一事件上，整天胡思乱想，以致产生苦闷、烦恼、忧愁、紧张、恐惧等不良情志。如遇此种情况，则可分散患者的注意力，转移其思想焦点，或改变周围环境，使患者与不良因素脱离。移情的方法有很多，应用时可根据不同人的心理、环境和具体条件，采取不同的措施并加以灵活运用。

可以通过多种方式进行移情，如琴棋书画移情、运动移情、升华移情等。

《北史·崔光传》说"取乐琴书，颐养神性。"《理瀹骈文·续增略言》亦说："七情之病也，看花解闷，听曲消愁，有胜于服药者矣。"在烦闷不安、情绪不佳时欣赏音乐、戏剧等，可使精神振奋，紧张和苦闷的情绪也会随之而消。可根据自己的兴趣爱好，从事自己喜欢的活动，如书法、绘画、弈棋等，可免思虑万端，排解愁绪，寄托情怀，舒畅气机，颐养心神，有益于身心健康。

运动移情运动不仅可以增强生命的活力，而且能有效地把不良情绪发散出去，使机体重获平衡。研究表明人在运动时，大脑会释放一些能引起精神愉快的化学物质——内啡肽。内啡肽分泌得越多，人的愉快感、放松感就越强。因此，如果遇有情绪紧张、郁闷时，可以去参加体育活动或参加适当的体力劳动，以形体的紧张消除精神的紧张，既强健了体魄，又愉悦了心神。

升华移情，升华就是用顽强的意志战胜不良情绪的干扰，用理智将其化作行动的动力，不为一时的失意所击倒，志存高远，投身于更伟大的事业中去。如司马迁虽惨受宫刑，但其以坚强不屈的精神全力投入到《史记》的撰写之中，把身心创伤这一不良刺激变为奋发努力的行动，以舒志解愁，调整缓解心理矛盾，转移不幸遭遇所带来的痛苦心境。

超脱移情，即超然，在思想上把事情看淡，在行动上主动脱离导致不良情绪的环境。如高考落榜后，有的考生灰心丧气，感到前途无望，更有甚者竟想轻生，此时应冷静想想考试的意义，最好找一个安静的环境思考一下。上大学不是唯一的出路，只要不气馁，勇敢面对生活，面对自己的现实，振作精神，前途总是光明的，应该挺起胸膛去迎接生活，这也是恢复精神心理平衡的方法。

2. 暗示法

暗示是指用含蓄、间接的方法，对别人的心理和行为产生影响，诱导对象不经逻辑的思维和判断直接接受被灌输的观念，主动树立某些信念，或改变其情绪行为，达到缓解不良情绪的目的。《三国演义》中“望梅止渴”的故事，即是暗示法的实例。《素问・调经论》说：“按摩勿释，出针视之曰，我将深之，适人必革，精气自伏，邪气散乱。”意思是说医生要先在患者针刺的地方不停地进行按摩，并拿出针给患者看，然后说我将把针扎得很深，这样患者必然会集中注意力，使精气深伏于内，邪气散乱而外泄，从而提高针刺的疗效。

3. 开导法

开导即是指通过交谈，用浅显易懂的道理，经过劝说引导，使对方主动解除消极情绪的一种调畅情志方法。《灵枢·师传》：“人之情，莫不恶死而乐生，告之以其败，语之以其善，导之以其所便，开之以其所苦，虽有无道之人，恶有不听者乎。”明确了言语开导的基本原则、方法和步骤。可见，开导法就是正确地运用语言这一工具对对象进行启发和诱导，解除其思想顾虑，使其形成对待事物的正确心态，从而避免不利的情志和错误的行为及其所带来的严重后果。开导最常用的方法有解释、鼓励、安慰、保证。

4. 节制法

节制就是通过调和、克制、约束情感，防止七情过激，从而达到心理平衡的方法。情志既不可抑，也不可纵，贵在有节适度。《吕氏春秋·仲春纪》云：“欲有情，情有节，圣人修节以止欲，故不过行其情也。”重视精神修炼，首先要节制自己的情感，除思虑、戒嗔怒，才能维持心理的协调平衡。

5. 疏泄法

疏泄法是指将积聚、压抑在心中的不良情绪，通过适当的方法宣达、发泄出去，以尽快恢复心理平衡。古人说“不如人意常八九，如人之意一二分”。人的一生中处于逆境的时候远多于顺境的时候，当面临较大的情感压力时，及时适当地发泄情绪，可以缓解紧张，维护机体内环境的稳定。反之，压力郁积不出，便会影响脏腑功能，日久必然使气血失和而为病患。疏泄法符合中医学“郁者发之”“结者散之”的防治思想。需要疏泄的情志大多为恶劣情绪，故宣泄时既要方法适当，还要宣泄适度。哭泣便是一种直接的疏泄方法。《素问·宣明五气》曰：“五脏化液……肝为泪”，泪液流淌排放，可促进肝司疏泄的功能，使气机调畅。

6. 情志相胜法

当产生不良情绪时，可根据情志之间存在的五行生克制化规律，用互相制约、互相克制的情志，转移和干扰原来对机体有害的情志，从而恢复或重建精神平和的状态。《类经》祝由所谓：“因其情志之胜，而更求其胜以制之之法”。金元医家张子和在《儒门事亲》九气感疾更相为治衍中具体阐述了这一方法：“悲可以治怒，以怆恻苦楚之言感之；喜可以治悲，以谑浪亵狎之言娱之；恐可以治喜，以恐惧死亡之言怖之；怒可以治思，以污辱欺罔之言触之；思可以治恐，以虑彼志此之言夺之。凡此五者，必诡诈谲怪，无所不至，然后可以动人耳目，易人听视”。

三、国医大师的精神养生方法

1. 培养爱好，调摄精神

培养兴趣爱好，就是最常见的移情疗法，通过琴棋书画、运动等自身喜爱的活动，调摄心情，保持健康。

国医大师颜正华[84]放松精神的主要方法是练书法，有时也哼哼汤头歌、练气功。颜老认为气功是精神调摄的很好方法，气功的种类较多，他主张静坐，“意守丹田，调整呼吸”，循序渐进，持之以恒，对健康长寿，大有帮助。

国医大师尚德俊[85]从青少年起就喜欢读书和写作，喜好文学，他认为阅读能提高一个人的情操，使生活充实。不仅如此，阅读还是很好的放松方式，书一读，心先静。尚老平素还爱好写作，耄耋之年仍思路清晰、记忆力甚好，这与其经常阅读、思考、写作紧密相关。

国医大师裘沛然[86]年轻时就“不爱风月爱风云”“读万卷书，行万里路”，及至老年，“浪迹书海一老翁”。读书是其一大乐事，他精熟文史，谈吐隽永，对《孟子》情有独钟，不少精彩的篇章至今尚能一字不差地吟诵，对古诗词的造诣也相当深厚。

国医大师刘敏如[87]除了出诊以外，她的业余爱好十分广泛。“钢琴我会弹，也经常和朋友一起去唱歌，空余时间还经常画画。”在她看来，“这些爱好也是养生的一大秘诀。只有丰富自己的业余生活，保持愉悦的心情，人才会长寿。”故此，她将这些爱好称之为“自为”。

国医大师石仰山[88]是一个忙人，但他也有很多爱好，他喜欢传统的京剧和评弹，也喜欢老上海 20 世纪三四十年代的爵士乐。“文革”期间，他收藏的一些唱片被扫荡殆尽，后来借着去美国探亲的机会，在一家唱片店里觅得不少原版的老唱片，这才弥补了心中的缺憾。石老早年喜欢看中国京剧史上“四大须生”之一杨宝森的表演，平时在家中也会听听他的光盘，有时兴致来了，还会跟着哼唱几句，自得其乐。石老认为：兴趣爱好是人的精神支柱和寄托，一个好的兴趣爱好能愉悦身心，调畅气血，对健康养生是十分有利的。如果从传统中医的角度上来说，五音能入五脏，五体分属五脏，好的音乐能够调整五脏气血，阴阳平衡，起到定气宁神、疏肝和血的作用，对日常生活中的失眠、眩晕等慢性疾病亦能起到调理作用。石老喜欢学习，他订阅了不少报刊，一旦看到好的文章，就裁剪下来，剪多了就装订成册，以便闲时翻阅，这也成了他的一大爱好。如今他拥有剪报多册，并称其为“万宝全书”。因为经常用脑，也提高了他的记忆力，有时遇到多年不见的朋友，他还能随口叫出名字，这应当得益于他经常看书看报的缘故吧。

国医大师邓铁涛说[89]：人们若要调养心神，就要保持内心的清净和安宁，避免受到七情（喜、怒、忧、思、悲、恐、惊）的损害。在平时，邓老经常通过静坐、入定、冥想等方法来调养心神。他打坐的方法是：双腿交叉，盘坐在床上，上身自然放松，头颈保持正直，闭目，闭口，含胸拔背。将两手放在腹前，相互轻握（或将双手自然垂放于两腿上）。将上半身稍向前倾。将舌尖轻抵上腭，清除心中的杂念，平静地呼吸50次。

国医大师孟至岭[90]认为，作为一个道教徒，尤其是全真教徒，打坐是一项每天都应该做的重要功课。但它不是唯一的，比它还重要的应该是化心性，也就是让心灵重新返回到空灵的状态，这是一个目标，也是最重要的。打坐是从气质上，从精、气、神，从后天往先天返。孟老讲，对我们大众来讲，不一定非要盘腿，你坐着、斜靠着、躺着，甚至走路，都能获得与打坐意义相等的养生。怎样把心收回来，才是关键。比如说我现在面对着大家说话，我的心就关注在大家那边，或者在思考问题，没在自己身上，那么等一会离开这个场合，我就要打坐，重新获得安静，我的心就又回到自己身上。打坐最重要的一项，不管是什么层次的，最重要的是看能不能把心收回来。收心就是能够知道自己，把心收回自己身上来。大家可以体验一下，当你只知道自己的时候，知道你自己的身体存在的时候，外面的事什么都忘了，这就是收心。

国医大师裘沛然[91]认为旅游也是养生的重要手段。裘沛然从年轻时就喜欢旅游，壮年游泰山，迟暮登庐山。旅游时饱览的湖光山色也给他带来无穷的创作灵感。1978年春，裘老游黄山时为黄山的奇景所感，赋两首诗，收录进他的《剑风楼诗钞》："影落清溪照眼明，云峰古木自浑成。老翁跋涉过千里，来听黄山瀑布声。""云端谁把两峰安，奇景多从雾里看。天意为防浩气尽，故开磅礴倚高寒。”裘沛然将旅游、作诗和养生有机地结合起来，寓养于乐，寓乐于养，也是中医养生动静结合的最好实践。

2. 心态豁达，莫逐名利

保持心态豁达超然，就是属于超脱移情的方法，在思想上把事情看淡，在行动上主动脱离导致不良情绪的环境，以乐观、豁达的心态面对一切。

国医大师李辅仁[92]把保持坦然心安、少留遗憾作为一条重要的养生原则。作为医生，他推崇“医者，仁者之术，人之痛，己之痛”之说。李辅仁的学生们说，李辅仁是个特别认真的人。他的认真体现做人、做事上，体现在对患者的满腔热情上。让李辅仁最生气的就是，医生对病人漠不关心，麻木不仁，无视病人疾苦。

国医大师王玉川认为[93]清静养神最为重要，神气清静而无杂念，可达真气内存、心神平安的目的。此处之“清静”是指思想清静，即心神之静。心神不用不动固然属静，但动而不妄动，用之不过，专而不乱，同样属于“静”。清静，主要是思想专一，排除杂念，不见异思迁，想入非非，而是要思想安定，专心致志地从事各项工作、学习。其方法主要包括：少私寡欲，少私是指减少私心杂念；寡欲，是降低对名利和物质的嗜欲。养心敛思，养心，即保养心神；敛思，即专心致志，志向专一，排除杂念，驱逐烦恼。

陈可冀[94]陈老常说每次他讲座的开场总是能逗乐大家，因为他总要讲那句话，“官再大，钱再多，阎王照样土里拖”。说这个其实是想告诉大家，养心莫善于寡欲，做人不要攀、不要比，不要自己气自己。“科学研究发现，寿命长短15%决定于遗传，但60%决定于自己。所以，活得老不如活得好，关键是活出最好的自己，就像乾隆皇帝养生箴言：傲不可长、欲不可纵、志不可满、乐不可极。相反，如果总是欲求不满，想要这个想要那个，累着自己的心，那一定不是养生而是伤身，吃再多的补品也没用。”针对现代人普遍存在的精神压力大的问题，陈老也表示，没有什么比保持好心态更重要了。好心态的表现是遇事不钻牛角尖；不管每天赚多少钱都要开开心心；不管每天吃荤还是吃素都觉得香；穿衣打扮只要能御寒保暖。

第五章 起居养生

健康有序，起居有常是积极生活的根本，迈入暮年之后，我们身体的抵抗力减弱，各脏器的生理功能也慢慢减退，一部分老年人开始觉得自己各方面能力大不如前了，对自己生活起居的要求也越来越低。其实，要想健康长寿，就更应该合理地安排好自己的生活起居，每天的作息一定要有规律，应符合健康生活的标准，还要适当劳作，根据自身的身体条件安排丰富的室内外活动。

“起居有常，不妄作劳”是古人的长寿经验，或许很多老年朋友会认为自己早睡早起，能吃能动，还会打打太极，就已经把自己的生活安排得井井有条了。其实，一个健康的生活起居氛围，光做到这些是远远不够的。规律有序的作息要从各方各面的细微处着手，老年朋友在安排起居的时候不要怕麻烦嫌事多，只有做到起居有常，生活有序，才能拥有一个健康、愉悦的晚年生活。

一、起居有常有利健康

起居有常作为一种生活方式，主要是指起居作息和日常生活的各个方面有一定的规律并合乎自然界的变化和人体的生理要求这是我们老年朋友强身健体、延年益寿的重要原则。

一般来说，人到老年后身体机能处于下坡状况，高血压、冠心病、脑血管意外、神经衰弱、心律失常、肺癌、气管炎、胃溃疡、胃炎、糖尿病、便秘等患病率增加，究其发病原因往往与“起居无常”有某些关联。能否合理安排起居生活与人类寿命的长短有着极为密切的关系。

1. 起居有常能保证人体各系统功能的正常运转

在日常生活中，有些老年人在离、退休前，身体很好或很少得病，而在离、退休之后不久，却感觉体质下降，甚则病魔缠身，其中一个重要原因就是不懂得起居有常的重要性。生活作息随意化、晚睡晚起、四体不勤、不事劳作，以为这样是享清福，但实际上后患无穷，还会加速衰老的到来。

规律地生活是一种健康的生活方式，人体各项机能的正常运转都源自正常的生活规律，保证人体阴阳之气的平衡。如果正常的生活规律被打破或生活没有规律，那么人体的各器官功能都会受到影响，体内各种平衡就会被破坏，不利于健康。

2. 起居有常能调养精神和气息

正常起居，合理作息，能保养精神和气息，使人体力充沛，精神抖擞，保持旺盛的生命力。反之，起居无常，时间久了则会精神萎靡，毫无生气。

3. 起居有常能产生健康情绪，抵御负面情绪

正常、规律的起居生活能让人心情舒畅，认真、乐观地面对生活，

敢于接受各种挑战。正常、规律的起居生活还能减少负性情绪的产生，有利于健康心态，提高老年朋友的幸福指数。

4. 起居有常能抵御疾病，延缓衰老

有规律的作息可以在人的大脑中建立各种条件反射，使其不断巩固，形成良好的生活习惯，促进人体生理活动有规律地发展从而保证人体健康，减少疾病，延缓衰老。

二、起居有常的基本原则

1. 作息规律顺应自然

人生活在自然界中，与之息息相关。因此，人们的起卧休息只有与自然界阴阳消长的变化规律相适应，才能有益于健康。例如，平旦之时阳气从阴始生，到日中之时，则阳气最盛，黄昏时分则阳气渐虚而阴气渐长，深夜之时则阴气最为隆盛。

古人说“日出而作，日落而息”，人们应在白昼阳气隆盛之时开始从事日常活动，而到夜晚阳气衰微的时候，就要安卧休息，这样可以起到保持阴阳平衡和协调的作用。又如，一年之中，四时的阴阳消长，对人体的影响尤为明显，即根据季节变化和个人的具体情况制定出符合生理需要的作息制度，并养成按时作息的习惯，能使人体的生理功能保持在稳定平衡的良好状态中。因此，人的活动应该和外界的阴阳消长情况相适应，白天阳气旺盛的时候活动，晚上阳衰阴盛时休息。

老年人则要根据自然规律选择适合自己的作息时间。规律的生活作息能使大脑皮层在机体内的调节活动形成有节律的条件反射系统，这是

健康长寿的必要条件。培养规律生活习惯的最好措施是主动安排合理的生活作息制度，做到每日定时睡眠、定时起床、定时用餐、定时工作学习、定时锻炼身体、定时排大便、定期洗澡等。把生活安排得井井有条，让自己每天生机勃勃，精神饱满地生活。这样，对达到健康长寿的目标是大有裨益的。

有规律的周期性变化是宇宙间的普遍现象，从天体运行到人体生命活动，都有内在规律或称节律。现代医学已证实，人的生命活动都遵循着一定周期或节律而展开。如人的情绪、体力、智力等也都有一定的时间规律，体力、情绪和智力的节律周期分别为 23、28 和 33 天，每个周期又分为旺盛和衰退两个阶段。人的体温总是凌晨 2 ～ 6 时最低，下午 2 ～ 8 时最高。脉搏和呼吸是清晨最慢，白天较快。血压也是白天高，夜间低。而不同的人，其体力、情绪和智力的周期情况也各不相同，所以制定自己的作息制度也要符合自己的具体情况和特殊规律，不能一概而论，这样才能很好地利用自己生理、心理周期的规律，让自己的生理功能保持在稳定、良好的平衡状态中。

2. 日常生活有劳有逸

在人生过程中，绝对的“静”或相对的“动”是不可能的只有动静结合、劳逸适度，才能对人体保健起到真正作用。适当劳作，有益于身体健康。经常合理地从事一些体力劳动有利于活动筋骨、通畅气血、强健体魄、锻炼意志，从而保持生命活动的能力。适当休息也是生理的需要，它是消除疲劳、恢复体力和精力，调节身心必不可缺的方式。

劳逸结合能调节气血运行。现代医学研究认为，合理的劳动对心血管、内分泌、神经、精神、肌肉等各个系统都有好处。如劳动能促进血液循环，改善呼吸和消化功能、提高基础代谢率兴奋大脑皮层对机体各部位的调节能力，振奋精神。

实验证明，疲劳会降低生物的抗病能力，易于受到病菌的侵袭。有人给疲劳和未疲劳的猴子同时注射等量病菌，结果发现疲劳的猴子被感染得病，另一方却安然无恙，这说明合理休息是增强机体免疫能力的重要手段。

劳逸结合能益智防衰。所谓“劳”，不光指体力劳动，还包括脑力劳动，科学用脑也是养生保健的重要方面。科学用脑，就是用脑的劳逸适度问题，它要求人们勤于用脑，注重训练脑力的功能和开发其潜能，又要注重对脑的保养，防止疲劳作业。在实际生活中，许多人由于惰性的原因，往往容易犯“懒于动脑”的毛病。因此，应大力提倡善于用脑，劳而不倦，保持大脑常用不衰。

研究证明，一个人经常合理地用脑，不但不会加速衰老，反而有防止脑老化的功能。有学者做过实验，在相同年龄组的人群中，经常用脑和不经常用脑的人相比，能够经常性合理用脑的人脑萎缩少，空洞体积小。因而得出结论，经常性合理用脑，可以预防衰老，增加智力，尤其是能够预防老年痴呆。

正确处理劳逸之间的关系，对于养生保健起着重要作用。不过，劳与逸的形式多种多样，并且劳与逸的概念又具有相对性，应当根据个人的具体情况合理安排。养生学家主张劳逸结合，互相协调。例如劳与逸穿插交替进行，或劳与逸互相包含，劳中有逸，逸中有劳，只有劳逸协调适度才会对人体有益。

体力劳动要轻重相宜。有些老年人虽退休在家，但仍不忘劳作，喜欢种菜、养花，这是一项有益身心健康的活动，但要根据体力，量力而行，注意劳动强度，轻重相宜。

脑力劳动要与体力活动相结合。脑力劳动偏重于静，体力活动偏重于动。动以养形，静以养神，体脑结合，则动静兼修，形神共养。如脑力劳动者，可进行一些体育锻炼，使机体各部位得到充分有效的运动，还可从事美化庭院活动，在庭院内种植一些花草树木，结合场景吟诗作画，有利于身心健康，陶冶情趣，延年益寿。

家务劳动秩序化。操持家务是一项繁杂的劳动。主要包括清扫、洗晒、烹饪、缝补，以及尊老爱幼、教育子女等，只要安排得当则能做到杂而不乱，有条不紊，既锻炼身体，又增添精神享受有利于健康长寿。反之，若家务劳动没有秩序，杂乱无章则形劳神疲，甚至还可能造成早衰折寿。

休息保养多样化。要做到劳逸结合，就要注意多样化的休息方式。休息可分为静式休息和动式休息，静式休息主要是指睡眠，动式休息主要是指人体活动，可根据不同爱好自行选择不同形式如听相声、听音乐、聊天、看戏、下棋、散步、观景、钓鱼、赋诗作画、打太极拳等。总之，动静结合，寓静于动，既达到休息目的，又起到娱乐效果，不仅使人体消除疲劳，精力充沛，而且使生活充满乐趣。

3. 居住环境舒适安逸

老人的居住环境要符合老年人的生理、心理与健康的需要，形成一种舒适、安逸、稳定的环境。

（1）方位选择

老人喜静，老人房一般不要位于屋子中央，或家人活动频繁的位置，以免影响老人的休息。从风水角度来看，西北方代表家中老父的位置，有利于老人各方面的运势。所以位于西北方位的房间，特别适合老人居住，但西北方位比较阴冷，对怕冷的老人来说，一定要加强保暖。从生理特点来看，老年人对卫生间的需求会较多，因此老人房宜临近浴厕，方便如厕。最好能留一个带独立卫生间的卧室给老人用。

（2）色彩搭配

老人房的色调应以宁静素雅为首选，切忌颜色过于浓烈或太过阴冷。

老人性情一般较为稳重，喜欢平静的生活，所以色调的选择应偏重于古朴典雅、柔和温馨、沉稳大方的室内装饰色。如果色彩过于浓烈，可能会刺激到老人的神经，不利于他们的健康。而太过阴冷的颜色，则会使老人产生孤独感，身心变得压抑。还要避免使用大面积的深颜色，防止有闷重的感觉。可在卧室内挂上书画，摆放自己喜欢的饰品，舒适的安乐椅、躺椅、藤榻也是实用舒服的小物品，有不少的老年人喜欢做收藏，在房间里布置一个收藏柜也能表现出主人对生活的热爱。

很多老人喜欢养些花花草草，这样不仅可以保持室内空气的清新，还能增添生气。同时，对于老人来说也是一种修身养性的方式，给老人增添了生命的乐趣。值得注意的是，盆栽花卉应使用坚固、高度适中的台架来摆放，以免发生意外。

（3）采光通风

老人房的采光通风和老人的健康息息相关，最好选择向阳性通风性好的房间。阳光的照射对老年人尤为重要。老年人容易患骨质疏松症，充足的阳光可以抑制疾病的产生，且老人的心情也会比较舒畅。另一方面，老人喜阳，中国人在风水上也会选择向阳性较好的房间给老人。而通风好的房间有助于老年人的身体健康，让其更接近大自然。

（4）地面铺设

老人上了年纪后，腿脚会有些不利索，所以住宅装修的地面应采用防滑材料。如厨卫应采用防滑瓷砖，且缝隙应平整避免使用有强烈凹凸花纹的地面材料。其他地面可采用木地板、塑料地板、橡胶地板或地毯（局部铺设时要防止移动或卷边，以避免老年人跌跤）。这类材料隔凉隔热效果好，老年人的腿脚不易受凉。避免采用反光性强的材料，以减少眩光对老年人眼睛的刺激。

（5）灯光照明

老年人大多视力有所下降，因而对室内光源的亮度有一些要求。应以强光为主，弱光为辅，最好是选用可调节亮度的照明设备，以满足老人的不同需要。老人一般起夜较勤，为了保证老年人起夜时的安全，最好让开关控制离床头比较近。卧室通往卫生间的走廊间安装地脚灯，方便晚上照明。卫生间的照明开关也最好安装在门外，方便使用。

老人的卧室应有合理的照明。一般说来，15 平方米左右的居室内，可安装 40 瓦的日光灯照明，再装一盏 5 瓦的节能灯，这样，晚间室内光线会更接近白天的亮度。如果有晚上看报读书的习惯，写字台上可用 5 瓦的节能台灯，罩以浅绿色灯罩，有利于保护眼睛。老年人的床头上，应安装壁灯，方便起夜时照明，灯具的颜色以浅蓝色为好。要注意的是，如果家里的老人患有白内障，会对黄和蓝绿色敏感，容易把青色与黑色、黄色与白色混淆，在处理室内硬装色彩时应加强注意。

（6）静音处理

老人一般对声音比较敏感，有时即使是一些音量很小的说话声、电视声、音乐声，对老人来说也是一种噪音。因此老人房的装饰，要做好隔音降噪的工作，确保隔音效果要好，使老人少受外界影响。下水管道最好也要做静音处理，确保老人有一个安静舒适的生活环境。

（7）特殊设置

许多老人行动不便，起身、坐下、弯腰有困难，这时，除了家人适当的搀扶外，在墙壁上安装扶手也能让他们更为方便。浴缸边、马桶与洗脸盆两侧，要选用防水材质的扶手。同时，老人不能久站，因此可以在淋浴区沿墙设置可折叠的座椅，这样不仅能节省老人体力，不用时收起又不会占地方。此外，在门厅也要放置小座椅，便于老人坐着换鞋，避免弯腰突起时眩晕摔倒。

三、睡眠与养生

从古到今，历代长寿者都很重视睡眠质量，有“不觅仙方，觅睡方”的说法。清代医家李渔也指出：“养生之诀，当以睡眠居先。睡能还精，睡能养气，睡能健脾益胃，睡能壮骨强筋。”可见，睡眠对于人体的健康长寿有着重要的意义。

1. 睡眠养生原则

中医学从唯物的形神统一观出发认为，睡眠——清醒是人体寤与寐之间阴阳动静对立统一的功能状态，并运用阴阳变化、营卫运行、心神活动来解释睡眠过程，形成了独具特色的睡眠理论，并对睡眠时间、环境等各方面养生提供了参考。

（1）睡眠时间

古人经过长期的生活实践总结出“日出而作，日落而息”的作息规律，根据天人相应的观点，对四时的起居时间作了相应的论述。如《素问·四气调神大论》曰：“春三月……夜卧早起；夏三月……夜卧早起；秋三月……早卧早起……与鸡俱兴；冬三月……早卧晚起，必待日光”。明·谢肇淛撰的《五杂俎·事部一》里说：“夜读书不可过子时，盖人当是时，诸血归心，一不得睡，则血耗而生病矣”。说明养生需要充分的睡眠，而睡眠必须保证有充足的睡眠时间，同时这也是固护人体阳气的表现。

（2）睡眠时限

清代著名养生学家、文学家曹庭栋著的《老老恒言·昼卧》曰：“每日时至午，阳气渐消，少息以养阳。时至子，阳气渐长，熟睡所以养阴”。《灵枢·大惑论》也说：“阳气尽则卧，阴气尽则寤”。从中医的角度来看，睡眠就是一种人体阴阳交替的现象，子时和午时都是阴阳交替之时，也是人体经气“合阴”与“合阳”之时，睡好子午觉，就有利于人体的阴阳调和。所以养生睡眠更加注重睡眠质量与有效性，以精神和体力的恢复为标准。

古人云：“凡睡应适可而止，则神宁气足，大为有益。多睡则身体软弱，志气昏坠。”

（3）睡眠环境

宋代养生家温革在《琐碎录》中说：“卧处不可当风……”风属阳邪为百病之长，最容易侵袭人体而致病，所以卧室有穿堂风，应注意保暖，尤其是体虚年老之人。《琐碎录》还载有：“卧处不可以首近火，恐伤脑。”如果在床头边安放火炉之类的炉具，日久引动火邪，影响睡眠。《千金方·备急千金要方》卷二十七道林养性第二曰：“居处不得绮靡华丽，令人贪婪无厌，乃患害之源，但令雅素净洁，无风雨暑湿为佳。”说明卧室要以素雅洁净为要，而不在于华丽。

【国医大师如是说】

作息规律也是老人高寿的一个主要原因。国医大师朱良春[95]认为合理的作息时间应该是这样的：“辰时得起，午时小憩，按时进食，亥时得眠。按照中医学理论，子时胆经最旺，丑时肝经最盛。如果长期该活动时不活动、该休息时不休息，就会导致人体五脏六腑功能失衡、气血混乱，伤害自身健康。”朱良春[96]感慨地说，“现代人经常熬夜，但无论如何，要争取在夜里11点前睡觉。每天晚上11点到凌晨1点是阴阳交接的时候，这是一天中阴气最盛、阳气最弱之时，是最好的睡眠时间，如果连续熬夜，就会损耗人体阳气，即使你第二天睡到10点也不容易补回来。”朱良春[97]说：要保持精力旺盛，最重要的是生活要有规律。晚上11点到午夜1点（即子时），是一天中阴气最盛、阳气最弱，人体阴阳交接的时候。《黄帝内经》说：“阳气尽则卧，阴气尽则寤”，故子时是睡眠的最好时间。

另外，朱良春每天只睡六七个小时[98]，他说，“睡得太多，人的精力易于懒散。”有学者研究发现，每晚睡10小时的人比睡7小时的人，因心脏病死亡的比例高一倍，因中风而死亡的比例则高出35倍。失眠时不要急躁，全身放松，听之任之，恍恍惚惚，可以驱除杂念，这样也能起到助眠的效果。

“上古之人，其知道者，法于阴阳，和于术数，食饮有节，起居有常，不妄作劳，故能形与神俱，而尽终其天年，度百岁乃去。”这是《黄帝内经》所述，也是国医大师阮士怡[99]一直遵从的养生方法。阮士怡对自己生活习惯非常严格。青年时期，他就尽量保证晚上10点睡早上7点起，按照自己编的健身操，在早晚各练习10分钟。阮士怡[100]每天晚上9点半准时上床躺下，但因为常年繁忙的临床工作，阮老睡眠并不是很好，所以他选择坚持午睡，这样可以让精神保持充沛。阮老指出，如果夜里睡眠不足一定在白天补觉，建议1～2小时。中老年人经常对于午觉有一个误区，认为自己白天休息了晚上就容易失眠，但事实上中午休息好了，下午会更加精神饱满，晚上睡得更好。如果中午不睡，下午精神不好，那晚上会兴奋更休息不好。午休的时候别将就，一定要真正躺下，最好躺在床上入眠。

国医大师关幼波[101]认为，按时作息，保持充沛精力，是养生中的重要一条，所以不要随便消耗自己的精神。有些人白天忙得不亦乐乎，晚上又通宵达旦地搓麻将，这种生活方式对身体是有害的。关老的作息很规律，每天晚上10点多睡觉，早晨6点钟起床，中午还要睡半小时的午觉。如果有时早晨提前醒来，他就在床上闭目，以养足精神。关老[102]每天晚上12点以前上床睡觉，早晨8点钟起床，中午会睡个午觉。如果早晨醒得过早，他会在床上闭目养神，以便在白天精力充沛。

国医大师李佃贵[103]认为睡眠养生即是清脑之浊毒，概括为要保证规律、充足且有质量的睡眠。首先睡眠环境要舒适安静，卧室光线要相对温和，床上用品应舒适干净。其次是睡眠要有规律且有质量，现代人常常熬夜，这是不良的习惯。《灵枢·大惑论》曰："阳气尽则卧，阴气尽则寤"，子时和午时都是阴阳交替之时，这两个时间的睡眠有助人体经气的"合阴"与"合阳"，此时睡卧可以起到事半功倍的作用。

国医大师刘柏龄[104]几十年如一日，坚持每天早晨5点多钟起床，然后到外面散步，呼吸新鲜空气。30分钟后回房间，吃过牛奶、馒头等早餐后，7点半乘车上班。中午，吃米饭或面食，再加上鱼或肉以及蔬菜等，保证营养均衡。晚饭常喝粥。之后，看看电视节目，有时再看一会儿书，一般在11点以前入睡。根据自己的年龄和身体状况，他不断调整作息时间，量力而行，尽量不让自己累着。一直到现在，虽然90多岁高龄，体检各项指标都非常好，几乎没有任何毛病。

国医大师禤国维[105]多年坚持每天睡6小时左右。他说，熬夜会对身体造成多种损害，最典型的就是易疲劳，导致人体免疫力下降。另外，晚上11时到凌晨3时是美容的黄金时间，也是人体肝经、胆经运行的时段。如果这两个器官没有获得充分的休息，就会表现在皮肤上，容易出现粗糙、脸色偏黄、黑斑、青春痘等问题。禤老说，现在工作日程安排比较满，假若晚上没有特殊的安排，他一般就选择在家附近散步，以慢步走为主。如果遇到刮风下雨等恶劣天气，就改为在室内慢步走半小时到1小时。

2. 睡眠养生小妙招

（1）先睡心，后睡眠

所谓先睡心，是指睡前一定要情绪平稳，不要兴奋、激动。很多人将白天没处理完的工作和不快情绪带回家，心事太多自然睡不安稳。此时，可以设想自己身处某种情境，比如躺在绿草如茵的草地上晒太阳，或幻想自己是叶小舟漂在海上，都能起到意想不到的效果。睡眠质量不佳的老年人，不妨试试下面的方法：

建立一个睡眠的日程表。你身体有一个内部的生物钟，它需要一切安排得井井有条。每天早晨都在同一个时间起床，即使是周末也不例外，这也许是建立你良好睡眠习惯的最重要的步骤，因为在同一个时间里把自己暴露在亮光之下，这实际上就在你的大脑里定好了闹钟的表，这个钟一旦定好了并发生作用，那么到了晚上的一定时间它又会导致大脑走向另一个方面那就是开始昏昏欲睡，这就为你进入睡眠提供了良好的基础。因此，你首先要把自己早晨的生物钟定好，每天尽量在同一时间起床，起床后也不要在光线昏暗的卧室里待着，应该起来散散步或在阳光明媚的窗户前吃一顿早餐。

创造良好的物理环境。老年人休息的环境应以清洁、安静安全为原则。适当调整老年人房间的温湿度、光线等，减少外界环境对老年人感觉器官的不良刺激。室温一般冬季18℃～22℃，夏季25℃为宜，湿度以50%～60%为宜。应设法将噪音降到最低限度，及时清除老年人排泄物，避免异味；床铺应躺卧安全、舒适宽度足够翻身，枕头高低合适：床褥的硬度和弹性、棉被松软与冷暖要适宜。

做好就寝前的准备工作。家人及照顾者应尊重老年人的睡眠习惯，尽可能地提供方便，如有的老年人喜欢临睡前沐浴，而有的老年人则喜欢读小说、听广播等。为使老年人舒适入睡，就寝前应帮助生活不能自理的老年人做好入睡前的清洁卫生，解除老年人身体的不适，促进入睡。

自我调节、自我暗示。可进行一些放松的活动，也可反复计数等，有时稍一放松，反而能加快入睡。

创造有利于入睡的条件反射机制。如睡前半小时洗热水澡泡脚、喝杯牛奶等，只要长期坚持，就会建立起“入睡条件反射”。

限制白天睡眠时间。出现睡眠紊乱的老年人除白天可适当午睡或打盹片刻外，应避免长时间午睡，否则会减少晚上的睡意及睡眠时间。

建立健康的睡眠习惯。如白天进行适当的活动并限制睡眠时间，睡前不要过度兴奋、不要吃得过饱、饮水不宜过多、不用脑过度、不喝浓茶咖啡，清晨按时起床等，从而使一日的生理节奏得以强化。

【国医大师如是说】

国医大师李玉奇[106]认为睡好“心”，才能睡好觉。李玉奇得享94岁高寿，被誉为“北国杏林泰斗，辽沈中医柱石”。李玉奇常说：“想睡觉，先睡心。”中医认为，十二经脉之血皆主于心，十二经脉之气皆感而应心，心失所养，则神不守舍。因此，对失眠的治疗应从补益心气着手。李老根据“心主神明”“先睡心、后睡人”等中医古训，精炼成方，被传承人制成了良药“养心丸”。养心丸注重补心气，补而不腻，利而不破，解决心失所养，脑失濡养的问题，起到益气、养血、安神的功效。南宋理学家蔡元定在《睡诀铭》中说：“睡侧而屈，觉正而伸，勿想杂念。早晚以时，先睡心，后睡眼。”唐朝名医孙思邈，活了102岁，他在著名的《千金方》中，也提出过关于“能息心，自瞑目”的睡眠理论。因此，睡好“心”才能睡好觉，是历代养生专家的共识。

（2）热水浴足按摩助睡眠

中医认为，人体五脏六腑在脚上都有相应的投影。脚上的60余个穴位与五脏六腑有着密切的关系，而人的失眠多梦以及疾病的产生，都是脏腑功能失调后反映出来的阴阳偏衰或偏盛的状态。用热水洗脚，如同用艾条灸这些穴位，可起到促进气血运行，舒筋活络，颐养五脏六腑使人体阴阳恢复平衡的作用，因而具有催眠和祛病健身的功效。

从中医角度讲，人体穴位最密集的就是脚底，共有76个穴位，而人的失眠多梦以及疾病的产生，都是脏腑功能失调后反映出来的阴阳偏衰或偏盛的状态。常做脚底按摩，能缓和人身体的疲劳紧张，延年益寿，增强精力，特别有助于改善睡眠状况。睡前洗个脚，让人感到格外的舒爽，可解除疲劳，促进气血运行，舒筋活络，颐养五脏六腑使人体阴阳恢复平衡的作用，因而具有催眠和祛病健身的功效。脚又被称作人体的第二心脏，这是因为现代科研已经证明：人的双脚上存在着与各脏腑器官相对应的反射区，当用温水泡脚时，可以刺激这些反射区，促进人体血液循环，调理内分泌系统，增强人体器官机能，取得防病治病的保健效果。同时热刺激会使足部微循环加快，使得水中的药物成分快速地被吸收，直接进入人体血液循环。但是，浴足泡脚也须掌握科学的方法，才能达到理想的效果。

很多人喜欢从热水很烫泡到水全凉了，甚至有的不停添加热水持续泡一两个小时，这是错误的做法。泡脚时间以 30 ～ 45 分钟为宜，每天或隔一天泡一次即可。还有中药热足浴方法：每次足浴前先在水里放入煎煮过的药液（可对水稀释），然后按普通热足浴的方法进行。特别提醒老年人，泡脚时间要再短一些，因为老人泡得太久，容易引发出汗、心慌等症状。所以，老人每日临睡前泡脚以 20 分钟为佳。

泡脚的水温不宜过热或过凉，一般在 38 ～ 43℃为宜如果有条件，可以先将脚放入 38℃左右的水中，然后让浴水逐渐变热至 42℃左右即可保持水温，足浴时水通常要淹过踝部，且要时常搓动。但是，糖尿病患者和敏感皮肤者要注意，由于对外界刺激不敏感，温度过高的水很容易导致烫伤。

晚 9 点泡脚最能养肾。之所以选择这个时间段补肾，是因为此时是肾经气血比较衰弱的时辰，在此时泡脚，身体热量增加后，体内血管会扩张，有利于活血，从而促进体内血液循环。同时，白天紧张了一天的神经，以及劳累了一天的肾脏都可以通过泡脚在这个时候得到彻底放松和充分的调节，人也会因此感到舒适。

如果泡完脚后，再适当做几分钟足底按摩，对身体的血液循环更好，脏腑器官也更能得到进一步的调节。泡脚后，建议不再进行其他活动，间隔数分钟即入睡，补肾效果更佳。介绍三种简单易行的脚部按摩方法：

推法。脚底板上半部“人字形”下约 1 厘米处，为肾反射区双手大拇指并拢，用力摁住该位置，往上推 36 次，至脚底发热为止。功效：此法对肾虚、中气不足者，有一定的益处。

压揉法。脚底后跟内圆上方中间的位置，为失眠反射区。双手大拇指按住该位置，用力压 36 次，压到有酸痛感为宜：再揉 3 到 5 分钟，至发热为宜。功效：此方法对头晕眼花、严重失眠者有帮助。

刮法。脚踝骨以下内外两侧。双手食指关节用力刮 36 次，至有酸痛感为宜。功效：对前列腺等疾病有一定帮助。

泡脚时，避免在过饱、过饥或进食状态下，因为沐足会加快全身血液循环，容易出现头晕不适的情况。饭后半小时内不宜泡脚，会影响胃部血液的供给。特殊人群要注意，例如心脏病、心功能不全患者，低血压、经常头晕的人，都不宜用太热的水泡脚或长时间泡温泉。因为用热水泡脚或泡温泉后，会导致人体血管扩张，全身血液会由重要脏器流向体表，这必将导致心脏、大脑等重要器官缺血缺氧，对于有心脏病、低血压的人群来说，就会增加他们发病的危险。

此外，足部有炎症、皮肤病外伤或皮肤烫伤者不宜泡脚。

【国医大师如是说】

国医大师邓铁涛[107]说，为了调养心神，他坚持早睡早起，而且十分重视睡眠的质量。为了保证睡眠质量，他经常在睡前用热水泡脚，有时还会使用一些药材进行足浴。邓老说[108]：“人的脚犹如树的根，树枯根先竭，人老脚先衰，脚对人体养生保健起着重要的作用。”邓老从临床和日常自我保健中总结出了“邓氏沐足方”，具有养肾疏肝降压的功效，能很好地降低血压、改善症状。除了用中药煎汁泡脚外，睡前简单用热水浴足也能起到一定的保健功效，特别是在天气寒冷的时候。在睡前，经常用热水沐足，同时按摩脚底、脚趾和足踝等部位，可以促进脚底气血运行，调节脏腑功能，缓解疲劳，强身健体，特别适合于中老年人和女性的日常保健。

邓老足浴的方法是：取怀牛膝、川芎、钩藤各30克，天麻15克，夏枯草、吴茱萸、肉桂各10克。将上述药物一起洗净，放入药罐中加适量的清水浸泡5～10分钟，再用小火煎煮30分钟后去渣取汁。将此药液倒入水盆中加入少许的开水泡脚，可每次泡脚10～30分钟，每天泡脚2次。此足浴具有补肝肾、强筋骨、活血通络、平肝息风的功效。在进行足浴的同时[109]，可用双手按摩、揉搓脚背及脚心的涌泉穴（足掌心前1/3与后2/3交界处，足趾屈时足底出现的“人”字纹交叉处），以加速脚部血液循环，每次按摩10～30分钟，以足部产生温热感为度。

国医大师路志正[110]认为睡前沐足睡得香。中国中医科学院主任医师、国医大师路志正已经有97岁高龄，路老习惯早上搓脸和晚上睡前沐足。他说晚上沐足有助于把血引下来，让大脑容易进入睡眠状态。有的老年人睡不好，可能是因为血瘀体质或者阴阳失衡导致的。可以辨证内服中药，结合中医外治的足浴疗法，效果会更好。

血瘀体质的人可选用中药泡脚：艾叶6克、红花6克、怀牛膝30克、丹参30克、桂枝10克。

关节炎：泡脚＋鸡血藤

鸡血藤50克、威灵仙50克、甘草50克，加入2000毫升水，放到火上煎半个小时，然后把药汁倒入木盆里。待水温合适时开始泡脚。

助降压：泡脚＋菊花

血压高的人除了日常服药外，不妨泡脚时加点菊花，泡脚时宜用深一些、底部面积较大的木质桶，能让双脚舒服地平放进去且浸泡到小腿。

消肿：泡脚＋桂皮

如果身体出现水肿时（比如腿部水肿），可以用桂皮15克煮后泡脚，煮法同煮生姜的方法。

失眠：泡脚＋花椒

用花椒泡脚也是国医大师陆广莘养生最爱，有促进睡眠作用，用一个棉布包50克花椒，用绳系紧，加水煮开后用这个水泡脚即可，一包花椒可反复用一个星期左右。

足跟痛：泡脚＋醋

足跟痛是由于足跟的骨质、关节、筋膜等处病变引起的疾病，消除足跟痛可以在泡脚时加点醋。取1000毫升食醋加热至沸腾，待温度适宜时，浸泡患脚，20～30分钟/次，连用15天为1疗程。

（3）睡前先喝半杯水

【国医大师如是说】

国医大师禤国维[111]认为睡前先喝半杯水有助老年养生。禤国维每天的作息很规律，多年来坚持晚上11点睡觉，早上5点半起床，每天睡6个小时左右。他说，熬夜对身体损害较大，最典型的就是易疲劳，导致人体免疫力下降，所以保证一定的睡眠很重要。禤老还有一套自己的喝水方法：一般睡前喝下半杯水后再睡觉。他解释说，睡前半杯水，可以补充睡眠时丢失的水分，特别是有脑梗或心梗病史的人，一定要睡前喝半杯水，以防因缺水而再次引起脑梗或心梗。中医认为水能补阴、养阴，是滋阴生津的第一天然食材。睡前喝水最大的好处是，可以降低血液黏稠度。因此，睡前即使不渴也最好喝点水，稀释血液黏稠度，减少心肌梗死、心绞痛、脑血栓等突发事件发生的概率。禤老建议心血管病人在床头放一杯水，夜里醒来时还可以抿一口。对于糖尿病患者来说，保持一定的水分还有利于控制血糖。有些女性可能会质疑，睡前喝水第二天起床脸会不会水肿？其实，睡前喝水关键是要适量，一般睡前半小时喝一小杯水即可。睡前不能大量饮水，尤其是严重肾衰竭及已进行透析治疗的患者，大量喝水会造成身体负荷增加，引起水肿等症状，严重的甚至会诱发心力衰竭。心脏功能不好的人睡前大量喝水，还可能加重心脏病病情。另外，睡前大量喝水，也会增加夜尿的次数，影响睡眠质量。

（4）选择合适的寝具

床和褥垫的硬度要适中，以保证脊柱维持正常生理弯曲，使肌肉不易产生疲劳。枕头的高低要合适，以稍低于肩到同侧颈部距离为宜，一般为 5 ～ 8 厘米。“头寒足热”可促进睡眠，所以，不管何种材质的枕芯，原则上都要求散热性能好、透气性强，如荞麦皮、茶叶和决明子枕头等，可以保持头部温度不变而泡沫塑料或腈纶、丝绵等不透气填充物，会让头部温度增加 1 ～ 2℃。被子也应尽量轻些，而且保温性能好，不要给身体增加负担，因怕冷而盖上几床沉重的被子可导致血液循环不良，有诱发脑血管障碍和心脏病的危险。

四、沐浴与养生

沐浴具有健身保健作用，不仅可以清洁身体，还具有缓解疲劳、恢复体力和精力的作用。单纯温热水沐浴、单纯冷水沐浴和冷热交替沐浴对人体的影响是各不同的。

1. 温水沐浴

热水对皮肤的刺激，可以促使皮肤毛孔张开、汗腺开泄，血液循环加速，有助于清洁皮肤表层的污垢，促进新陈代谢，缓解肌肉紧张，消除疲劳，对于肌肉疼痛、关节炎等均有一定程度的治疗作用。另外，洗温热水浴，还有助于放松神经，缓解压力，消除紧张焦虑等不良情绪，使心情恢复平静。洗温热水浴时，水温的选择不宜过高，否则肌肤腠理开泄过度，汗液排泄过多，人体容易丢失大量水分，反会引起疲劳。患有心脑血管疾病者或老年人洗热水浴时，水温更不宜过高，如水温过高，则全身体表毛细血管扩张，心、脑、肾等重要脏器的供血减少，加之沐浴中因出汗丢失大量水分，会引起血液黏稠度增高，便容易引起心脏或脑的缺血而引发不良心脑血管事件发生的危险。

2. 冷水沐浴

冷水沐浴也是一项很好的健身锻炼方法，可以提高人体对寒冷的适应能力，是耐寒训练的一种。此方法可以增强人体呼吸系统的功能，减少呼吸系统疾病的发生，增强体质。长期坚持洗冷水浴，可以增强人体大小血管收缩和舒张的能力，增强血管壁弹性，因而可有效预防高血压、冠心病、中风等心、脑血管疾病的发生。因冷水对人体的刺激作用较强，开始冷水浴时要循序渐进，逐渐增加身体接触冷水的面积，可先以冷水洗面开始，然后以冷水擦身，再逐步过渡到冷水沐浴，以人体能接受为度，不要贸然进行。开始练习的季节以夏天为好，此时天气炎热，水温和气温也比较接近人体的自然温度，人体比较好适应，然后逐渐坚持到秋天、春天、冬天，持续四季。洗冷水浴，可以增强体质，增加身体对严寒、疾病的抵抗力时，但是还应根据个人情况合理选择。

哪些人群不适宜选择冷水浴？

比如患有严重心脑血管疾患、肺结核、风湿性关节炎、坐骨神经痛、急性肝炎的人群，感冒发烧的人群，饱腹、酒后、空腹、剧烈运动后、极度疲劳后、大量出汗后、妇女的经孕胎产期内等，以上这些人群，最好不要选择冷水浴的方式，以免加重本身的疾病或造成某些疾病的发生。

3. 冷热水交替沐浴

冷热水交替的沐浴方法，比起单纯的温热水浴或冷水浴，更能起到锻炼血管的作用。这是因为温热水的刺激，可以促使人体血管的舒张；冷水沐浴，可以促进血管的收缩；冷热水交替沐浴，由于一冷一热的刺激，人体的血管也会随之收缩和舒张，这样使血管一收一舒的运动，被称为“血管体操”。这种血管体操，增强了血管壁的弹性，可以有效减少血管壁上的脂质沉积、延缓血管硬化的发生，因而可以有效减少冠心病、高血压、中风等疾病的发生。另外，冷热水交替对人体的刺激作用会明显加速血液循环，可以促进人体的新陈代谢，解除身、心的疲劳，有助于身心恢复平静和轻松，改善晚间的睡眠质量。此外，冷热水交替沐浴的方法，在温热水沐浴后，再以稍凉些的水冲洗全身，可因凉水的刺激作用促使皮肤的肌肉和毛孔收缩，长久坚持，具有增加皮肤弹性、淡化细纹、延缓皮肤衰老的作用。

在进行冷热水交替沐浴时，水温的选择要合适，不宜太高或过低。进行温热水沐浴时，水温以人体感觉温热舒适为度，不宜太热，一般以 38 ～ 43℃为宜；进行冷水沐浴时，水温的选择以人体感觉微凉为度，不宜太凉，一般保持在 20℃左右为宜。

【国医大师如是说】

国医大师邓铁涛[112]在数十年的生活中，还养成了冷热水交替洗澡的习惯，他将这个方法称之为“血管体操”。先用温热水洗，再用稍凉的水冲洗全身。因为温热水的刺激，可以促进血管的舒张，而凉水的沐浴，可以促进血管的收缩。这样血管的收缩扩张就像是做了一次血管按摩一样，改善微循环，提高防病能力，对全身血管的健康有较大的帮助。时至今日，邓老的颜面及四肢皮肤仍然保持比较好的弹性，并且很少老人斑，与他长年坚持用冷热水交替洗澡这一生活习惯有密切关系。不过，在开始运用这个方法时，要因人因时而异，冷水不一定很冷，热水也不能太热，只是在洗澡过程中保持一定的温差，并且要自己能接受为宜。特别是对于长年的高血压患者，刚开始时不能有太大的温差，否则也会出现意外。等慢慢习惯之后再逐渐将水的温差拉大，这就是关键所在。

4. 老年沐浴当注意

常言道：“老年勤洗澡，胜似开药方。”皮肤是人体最大的器官，更需要呵护和休息。就像适当的运动有利健康，而过度的锻炼反而对身体有伤害一样，适当洗澡有利于皮肤清洁，但过频洗浴却可能造成伤害。老年人的皮肤跟年轻人不一样，由于老化皮肤油脂少，比较干，如清洗太多，不仅对皮肤是一种刺激，而且容易损伤鳞状上皮细胞，使皮肤的自然“防御”功能降低，招致细菌入侵，引起疖肿、癣等皮肤病。

老年人洗澡的频率要看皮肤的情况和具体的季节来决定，一般冬天洗澡一周一次就够了，春秋天一周两次为宜。夏天天热出汗多，如果是体质较胖、皮脂腺分泌旺盛、出汗较多的老年人，洗澡次数可适当增多；但体瘦出汗少的老年人则最好控制次数，特别是冬天和春秋天不出汗的时候，可以用擦澡等方式来代替泡澡。

老年人每次洗澡时间不要太长，一般以15～20分钟为宜，洗完澡后，需休息片刻再离开。不论是老年人自己洗澡，还是在家人帮助下洗澡，洗时应多注意些细节问题，以防发生不测。患有高血压、冠心病的老年人在洗澡时极易发生脑卒中和心肌梗死，而患有肺气肿、肺心病、哮喘病的老年人，会感到呼吸困难，因此浴室应保持室内空气流通。地面要使用防滑材料，洗澡的拖鞋也要防滑。老年人洗澡时不要锁住浴室门，最好家里有人，一旦出现问题能及时予以帮助，洗浴时间不要超过30分钟。水温调节不能太高，以37℃左右、老年人感到不烫手为宜。老年人最好洗盆浴。如果选择淋浴，需在喷头下放一把小凳子让老年人坐着洗。

老年人饭前血糖偏低，所以饭前不易洗澡。饭后或饱餐后，洗澡可使消化道的血液供应减少，不利于食物消化，甚至会虚脱、昏倒。故应在饭后1～2小时再洗澡。为防止洗澡时出现不适，建议老年人在洗澡前最好喝一杯温热的糖开水，这样能防止发生低血糖。

五、其他起居养生方法

1. 早搓手，午晒背，晚泡脚

早晨起床后，人体各器官经过一晚上的休息，将开始新一天的工作。

随着人体活动的增加，心率会加快，因此早晨要注意调养心肺。可采取搓手心、揉按手指等方式，通过刺激手心的劳宫穴，让心脏兴奋，并增强呼吸系统的功能，起到保健作用。搓手心时，将两掌合并，来回对搓，尽可能地摩擦手心。此外，早晨可将两手的手指相互对揉按摩，也能起到提神醒脑的作用。

冬天巳时（9：00 ～ 11：00）这段时间，是阳光较充足的时段，经常晒晒后背，可起到补充人体阳气的作用。可以在晒太阳时，摘掉帽子，让阳光从头顶的百会穴进入人体，这样效果更好。

活动了一天，晚上身体会觉得较为疲累，特别是肝和肾急需得到休息和调养，此时最好的调养方式就是泡脚。泡脚时，水里的热量可以通过脚底进入人体全身，使体内肾经、肝经都得到养护。特别是脚底的涌泉穴，是肾经的首穴，晚上在得到热水的刺激后，能够很好地消除一天的疲劳，补充肾气。泡完脚，上床准备睡觉时，可以用双手掌心轮换着对脚进行按摩揉搓，每次揉按十余次。

【国医大师如是说】

每天早起，国医大师路志正[113]都会用手搓耳朵、揉肚子，让经脉血液流动畅顺。习惯晚上睡前泡脚，能让自己休息更好。陆老习惯早上搓脸和晚上睡前浴足，晚上浴足有助于把血引下来，让大脑容易进入睡眠状态。另外保证充足的睡眠，每天至少7小时的睡眠时间，中午也要保证有一定时间的午休。

2. 梳头十分钟，预防脑中风

抗衰老，先治脑。脑是人机体的司令部，保护好大脑对人体的健康意义重大。脑中风是老年人的常见病，对付其最好办法就是加强预防坚持梳头就是一种最简单易行的好办法。俗话说："梳头十分钟预防脑中风"，梳头不仅是美容化妆的需要，而且对自我保健大有益处，尤其是对脑中风能起到很好的预防作用。

用梳具梳头能刺激头部经络和内脏相对应于头表的全息穴位把操作时产生的生物信息，通过经络与全息的传感关系作用于头部，使头部毛孔张开、排泄，邪气外散。这样疏通经络，振奋阳气，祛淤充氧，调理脏器，从而提高机体抗病能力梳头还有神经反射作用，能改善血液循环，促进组织细胞的新陈代谢，这种微妙的关系和作用，贯穿于梳头的全过程。从另一方面说，要想获取较好的理疗作用，梳头时要有耐心，梳具作用到头皮，反复进行，头表能产生微热最好。一般来说，用梳头达到保健的作用，最好每次梳理的时间在 10 分钟左右，早晚各进行一次，效果最为理想。

梳具最好选用玉质、牛角质或木质的，而不用塑料制品。玉梳和多功能牛角梳最为理想，因为它含有丰富的矿物质和微量元素，对人体的健康大有裨益。

【国医大师如是说】

国医大师陆广莘[114]自己有个简单的"关节活动操"：双手扶住桌子，身体前倾，踮起脚后跟，然后回到地面，这样反复踮脚，让身体上下活动。脚是离大脑最远的地方，下肢血液循环不好，通过踮脚可以让腿部的血液流动更通畅。陆老建议，用10根手指的指肚敲击整个头部，反复敲击2分钟，然后用指肚梳头2分钟，从前发际到后发际（一定不能用指甲）。头部有很多经络穴位，经常用手指肚敲击按摩，可起到养生保健的功效。另外，常用手指肚按摩头部，还可起到提神醒脑、解乏益智、乌发等功效。陆老丝毫未经“加工”，真正的“黑头发，中国货”正有力地说明了这一点。

国医大师金世元[115]的高寿不仅和他的以善养德、以德养心有关，还和他常年坚持锻炼有着密切的关系。他说：“我起床讲求三个半分钟，即醒半分钟，坐半分钟，站半分钟，然后在床上进行简单的锻炼。第一步，搓脸，俗话叫干洗脸，做30遍；第二步，搓耳朵，做30遍，因为耳朵穴位较多，可促进全身血液循环；第三步，搓脚，两脚对着，两只手搓脚心，每天1个小时，从全身的主要穴位，循序渐进到全身的简单运动，一项一项地进行锻炼。”下床后，再梳头30下，然后出门走两三里路，找个人少的地方做几次深呼吸。“我只在太阳出来后才外出健身，因为这个时候空气新鲜，浊气散尽，清气充盈。”这种深呼吸锻炼，金老已坚持多年。

3. 常伸懒腰好处多

伸懒腰看似是极不雅观的行为，其实是一种十分有益的保健方法。

所谓伸懒腰，就是指伸直颈部、抬高双臂、呼吸扩胸、伸展腰部、活动关节、松散脊柱的自我锻炼。唐朝医学家孙思邈说得好："血不运则百病生。"现代医学认为，人体血液循环是靠心脏和肌肉的收缩、舒展来完成的，尤其是离心脏较远的静脉血管，就更要靠肌肉的收缩来加速血液流回心脏了。

由于伸懒腰时，人体会自然形成双手上举、肋骨上拉、胸腔扩大、深呼吸的姿势，使隔肌活动加强，以此牵动全身，并引发大部分肌肉收缩，遂将淤积的血液赶回心脏，从而达到加速血液循环的目的。所以，常伸懒腰的好处很多。

尤其是老年人，如果经常伸懒腰，能不断增加大脑的刺激作用，使颈部血管顺畅地把血液输送到脑子里，让大脑得到充足的营养，消除疲劳：能使全身神经、肌肉得以舒展，促进机体平衡！能增加吸氧量，促进机体新陈代谢；能消除腰肌过度紧张，防止腰肌劳损，而且能及时纠正脊柱过度向前弯曲造成驼背，保持健美体型。

伸懒腰是一种简单易行的活动，它不受时间和空间的限制老年人不妨每天多伸几次懒腰，多重复几次，以便使精神振作，血液畅通，从而延年益寿。

4. 齿宜常叩，咽津益寿

据文献记载，1400 年前梁武帝时期的名医陶弘景，年过八旬，齿紧完好，身体健壮，他的主要健身方法就是叩齿法。他认为"齿为筋骨之余"，叩齿则会筋骨健壮，精神爽快。明朝有位长寿者叫冷谦，史载活了 150 岁。他的长寿经验就是："每晨睡醒时，叩齿 36 遍。"据说宋朝大诗人苏东坡也有叩齿健身的习惯，他曾说："一过半夜，披上上衣面朝东南，盘腿而坐，叩齿 36 下，当即会感到神清气爽。"乾隆皇帝是清朝在位最久、寿命最长的皇帝，他的长寿秘诀之一也为“齿宜常叩”。所以说，牙齿不仅仅是用来咀嚼的，而且还与人的健康息息相关。

由此可见，叩齿是传统的养生之道，简便易行效果佳。

中医认为，常咽唾液有“灌溉五脏六腑、润泽肢节皮毛”，增强脾胃功能、促进消化吸收等作用，故有“咽津益寿”之说。老年人可每天早、午、晚各做一次“咽津功”，舌抵上腭，将生出的唾液缓缓咽下，重复数次，就能宁心静气。

【国医大师如是说】

国医大师王瑞麟[116]教授是1963年被卫生健康委员会命名的全国名老中医。王老在53岁那年患了冠心病合并心房纤颤，心率达到每分钟300多次，血压200/120毫米汞柱。在住院治疗的131天中，王老几度因过量服用地高辛中毒昏迷被抢救。有一天，王老突然想起16岁时父亲让他练习的“摄生功”。这个摄生功，使他的父亲在60岁时长出了满口新牙，活到97岁。王老想：父亲“摄生功”的核心是调动内因，而药物只能增加心脏的惰性，既然几次经抢救不死，说明自己的心功能还是不错的，不一定非用药物维持。于是王老提出停药出院。在之后的30多年里，王老不再用药，一步步走出家门，将自己融入大自然中，并在练习摄生功的基础上总结出自己的养生三宝——精气神。他的观点是，“天有三宝日月星，地有三宝水火风，人有三宝精气神”。王老认为通过修炼“精气神”可以增强体质，适应大自然，抵御外邪，防治疾病。他每天以舌抵上腭、叩齿、吞咽津液等方法练精，以很随意的细长均匀的呼吸加意念引导练气，以洞悉世态的空灵心态养神。靠修炼精气神，他的身体一天天地强健起来。如今旧病早已痊愈的他，每天都要在户外散步五六个小时，即使寒冷的冬天也不间断。

国医大师朱南孙教授[117]晨起之前常做叩齿运动，同时将产生的唾液咽下，认为其具有健脾补肾，强骨益脑，聪耳明目，美颜养发的功效，正如《黄帝内经》云："脾归涎，肾归唾"，涎唾可濡养脾肾，滋补先后二天，早晨运动保健以打太极拳为主，有时会做摔鞭锻炼，练习站桩功法，或提肛练习，认为其具有舒展筋骨关节，升提宗气，促进脏腑经络气血运行，调整阴阳的作用。

5. 白头发不要拔

老年人长白头发的原因主要是由于细胞制造黑色素机能降低导致，所以白头发越拔越多、拔一根长十根的说法是没有科学依据的。包围着头发的毛囊其实在胚胎形成的时候就已经形成了。虽不一定一个毛囊对应地长一根头发，但头发的数量是有规律的。随着年龄的增长，毛囊会减少，这是老年人头发稀少的原因。拔白头发会引发头皮炎症，同一个毛囊会生长数根头发，如果强硬将白头发拔除，会影响其他健康头发的生长，引起脱发等。

（1）额前白发——脾胃失调

前额对应的反射区是脾胃，调理好脾胃对防治前额白发大有帮助。脾胃不好的人常常腹胀、腹痛、胃酸、口淡不渴、四肢不温、大便稀溏。还有的人经常伴有口臭、食欲过旺，或四肢浮肿畏寒喜暖、小便清长或不利，这些都是脾胃虚寒的症状。脾胃虚寒的老年人可每隔三五日煲一锅姜丝粥。原料很简单，就是鲜姜3克，粳米60克，煲粥的时候，把鲜姜切丝和粳米一起下锅煮至稀烂，早晚饭时可趁温热喝上1～2小碗，吃的时候还可以根据个人口味撒些芝麻或盐。鲜姜辛温，具有散寒发汗、温胃镇痛、杀菌抗炎的功效，用它治疗虚寒型胃炎、溃疡型胃炎都有不错的疗效。

（2）两鬓斑白——肝火旺盛

两鬓对应的脏腑反射区是肝胆，肝胆火偏盛的人或者脾气暴躁或者爱生闷气，常伴有口干、口苦、舌燥，眼睛酸涩等，这是由肝胆火旺引起，进而致使脾胃受伤。

这种情况老年人吃饭时要以清淡为主，可以多吃一点八宝粥、莲子粥、莲子白木耳粥、莲子心茶、玫瑰花茶、山楂茶。如果口苦、口干严重，可多吃莲子心和苦瓜。用药方面可口服龙胆泻肝丸，舒肝利胆。当然，情绪不好也是引起上火的原因。所以，此类白发的老年人要保持轻松心情，最好能进行一些可以增加生活情趣的文体活动。

（3）后脑勺白发——肾气不足

后脑勺对应的反射区是膀胱经。膀胱经虚弱的患者常伴有尿频、遗尿或尿失禁、小便不畅等症状。因为膀胱的主要功能是贮尿和排尿，所以，这类老年朋友较之常人不易憋尿。而膀胱的排尿功能和肾气的盛衰有密切关系。

益肾的饮食应男女分别对待。男性宜食用动物肾、狗肉、羊肉、鹿肉、麻雀、黄鳝、泥鳅、虾、公鸡、核桃仁、黑豆等：女性不妨食用干贝、鲈鱼、栗子、枸杞、首乌。当然，以上食谱，也要根据自己是肾阳虚还是肾阴虚有所选择。

“发为血之余”，头发的生长与脱落、润泽与枯槁，主要依赖于肾脏精气及肝脏血液的滋养。不吃或少吃米谷类主食，必然会伤脾胃，且间接伤及肝肾。人在青年时，肝脏气血充盈，所以头发长得快且有光泽，而到了老年时则精血多虚弱，头发变白而枯落，其直接原因是脾胃提供的营养不足造成的。主食中富含淀粉、糖类、蛋白质、各种维生素和某些微量元素等，这些都是保持头发乌黑油亮的必需营养成分。老年人如果主食及肉食摄取不足，常会导致头发早白。

在饮食上还应注意科学搭配，多吃粗食、杂粮、干鲜果品及各类蔬菜，老年人也要做到不挑食、偏食。注意多摄入含铁和铜的食物。含铁多的食物有动物肝、蛋类、黑木耳、海带、大豆芝麻酱等，含铜多的食物有动物肝、肾、虾蟹类、硬果类和干豆类等；注意B族维生素的摄入，如谷类、豆类、干果类、动物肝心、肾、奶类、蛋类和蔬菜等；注意多摄入富含酪氨酸的食物，如鸡肉、瘦牛肉、瘦猪肉、兔肉、鱼及硬果类食物等。还要多吃植物油少吃动物类油脂，少吃白糖，可以用蜂蜜或红糖少量代替。勤梳头也是一种物理按摩法，既能保持头皮和头发的清洁，又能加速血液循环，增加毛乳头的营养，从而达到防止头发变白的效果。

第六章

五脏养生

五脏调养是在中医藏象理论指导下，以五脏为核心，以维持脏腑功能稳定协调为目的的综合养生方法。中医养生强调以五脏为中心进行调养，各种养生方法的最终目的或效验，都是要使五脏坚固、气血平和，进而使以五脏为中心的整个人体生命系统保持正常与协调。

一、肝之养生

肝为阴中之少阳，体阴而用阳，主藏血，具有贮藏血液和调节血量的功能，还能根据人体各脏腑器官的活动状态，对血液进行合理的调节和输布。调养肝脏，最主要的就是要顺应肝喜条达的特性，保持其正常的疏泄，从而维持人体气血津液和精神情志的条达顺畅。

1. 调和情志

中医理论讲的是肝在志为怒，且肝为刚脏，刚脏意为肝脏具有刚强躁急的生理特性。肝不喜抑郁，偏爱条达，其气主升主动。肝病经常表现出肝气太过的症状，如肝气上逆、肝阳上亢、肝火上炎等，所以临床多有暴躁易怒、面红耳赤、眩晕等表现，这都能反映出肝气刚强躁急的特性。

如果一直处于生气、烦闷的状态会导致肝气郁结，也就是肝的疏泄功能不及，与之相对的就是肝气的疏泄功能太过，即肝气亢逆。生闷气很容易让肝脏的疏泄功能得到负反馈，受到抑制久而久之肝气郁结了。生闷气会导致情志抑郁，郁怒则会伤肝，临床上常见的症状有闷闷不乐悲伤抑郁、时时欲哭、胸胁及双乳胀痛等。因此，肝脏之养生需要调和情志，疏肝调气。

调和情志主要包括培养积极乐观的人生态度以及调节、控制不良情绪两个方面。主观上应要求自己保持积极向上、愉悦宁静的精神状态，常保持平常心，同时还要注意戒怒，减少焦虑，以保护肝脏功能。

2. 日常调养

养护肝脏，就需顾护肝血，舒畅肝气。平时要生活规律，早睡早起，23：00前就寝。适当运动，时常按摩保肝穴位，如太冲、肝俞等，可配合搓两胁以疏肝解郁。

多敲胆经有益处：肝胆相照，比喻真心诚意，以真心相见，互相坦诚交往、共事。但这不仅仅是个比喻，肝和胆，真的有关系，也真的可以相照。肝与胆是互为表里的器官，在经脉表里属络关系中，足少阳胆经属胆络肝，足阴肝经属肝络胆。对于足少阳胆经，《灵枢·经别》有言："别者人季胁之间，循胸里属胆，散之上肝，贯心……"而对于足厥阴肝经来说，《灵枢·经脉》则是"……挟胃，属肝，络胆……"，这两经脉都能治疗肝胆疾病。所以说，肝胆是真的能"相照"。

敲胆经也是有讲究的。气血运行到胆经的时间是晚11点到1点，所以这个时间是不能敲胆经的胆经在大腿外侧循行，所以没事的时候可敲打大腿外侧的穴位，一般敲打4个穴位，分别是环跳、风市、中渎、膝阳关。环跳在臀区，在股骨大转子最高点与骶管裂孔连线的外1/3与内2/3交点处；风市在股部，直立垂手，掌心贴于大腿时，中指尖所指凹陷中就是风市穴所在的位置；中渎位于股部，横纹上7寸，髂胫束后缘；膝阳关位于膝部，股骨外上后上缘，股二头肌肌腱与髂胫束之间的凹陷中。

以上4个穴位，每敲4下算1次，每天敲打50次，左右各200下。大腿的肌肉和脂肪很多，所以敲打需要用些力气才能有效刺激到穴位。患有脂肪肝和胆结石的人用这个办法简单易行，能够有效改善病情。不仅如此，敲大腿外侧胆经还能瘦腿，因为敲胆经能够使胆经活动加速，气血循行顺畅。

3. 饮馔服食

养肝宜适当服食味酸、甘，或色青的药食。如绿豆色青，可以降低胆固醇、保肝、抗过敏，又可帮助肝脏排毒，可以将之煮成绿豆粥服用。养肝忌过食酸、辛，宜适当选择补血、行气或清肝之品，如阿胶、生麦芽等。

【国医大师如是说】

养肝护胆，国医大师方和谦自有妙招

（1）这样吃肝脏才高兴

方老认为，养护肝脏，最重要的是饮食要清淡，尽量少吃或不吃辛辣、刺激性食物，这些食物会损伤肝气，直接影响到肝。如生姜、辣椒这些东西要尽量少吃。要多吃新鲜蔬菜、水果；养成不暴饮暴食或饥饱不匀的好习惯。养肝血，则可以吃枸杞、当归、阿胶等。春气通肝，春季易使肝旺。

肝开窍于目，如果肝血不足，则易使两目干涩，视物昏花。中医有一句话："春令进补有诀窍，养肝明目是首要。"丹参黄豆汤是养肝的不错选择，即把丹参洗净放入砂锅中，黄豆洗净用凉水浸泡1个小时，捞出倒入锅内，加水适量煲汤，至黄豆烂，拣出丹参，加蜂蜜调味更好。猪肝枸杞子汤和枸杞红枣鸡蛋汤效果也不错。

（2）疏肝利胆，找日月、风池二穴

日常生活中，按摩日月穴和风池穴对疏肝利胆很有好处。日月穴在乳头之下，人的第七肋间隙中，它是胆经上的募穴，足少阳经、足太阴经在这里交会，按摩此穴位可起到疏肝利胆的功效。风池穴在颈部耳后发际下凹窝内，它是足少阳经与阳维脉的交会穴，按摩它可以疏风清热、明目开窍。

（3）酒伤肝，要警戒

酒精有刺激、伤害肝细胞的毒性作用，可使人的肝细胞发生变性和坏死。一次性大量饮酒，会损伤饮酒者大量的肝细胞，引起转氨酶急剧升高；如果长期饮酒，还可能导致酒精性脂肪肝、酒精性肝炎，甚至酒精性肝硬化。

（4）养肝最忌发怒

在中医看来，肝具有疏泄气机的作用，如果一个人常发怒，必定会影响到肝。当肝气郁结时，人就容易感觉郁闷，抑郁症就会随即而来。因此应该注意保持情绪稳定，遇事不要太激动，尤其不能动怒，否则对肝脏损伤会很大。

如果肝气过旺的话，中医称作肝火上炎，容易诱发高血压病。所以高血压病患者一定要注意保养肝气，保持稳定的情绪和平和的心态。心脑血管疾病患者，平时应注重保养肝气，如果好激动，爱发火，就很容易诱发脑卒中。如果情绪不稳定，又有肝气虚的情况，就会引起虚脱。

（5）三七花茶，保肝良方

三七花具有保肝明目、降血压、降血脂、生津止渴和提神补气之功效。三七花的用法很简便，可用开水泡饮，或同茶一起泡饮每次 4 ～ 6 朵。每天一杯三七花茶，不仅保肝，还可治疗高血压耳鸣、咽喉炎等多种疾病。

（6）丑时睡得越深，肝净化血液的效率越高

凌晨 1 点到 3 点是肝经值班的时间，这个时段是肝脏修复的最佳时间，我们的思维和行动都要靠肝血的支持，废旧的血液需要淘汰，新鲜血液需要产生，这种代谢通常在肝脏气血最旺的丑时完成，而且这个时候人体的阴气下降，阳气上升，所以我们一定要配合肝经的工作，好好地休息，让自己进入深度睡眠的状态，只有这样才能够使肝气畅通，让人体气机生发起来。另外，虚火旺盛的人在这个时候熟睡，还能够起到降虚火的作用。

（7）春季是养肝的最佳时节

肝脏在五行中对应“木”，而春季为草木繁荣的季节，是生发的季节。所以，春季是养肝的最佳季节。春季养肝，要注意平时不要过度劳累，应保证睡眠，早睡早起，要多做深呼吸和能

增加肺活量的有氧运动，多晒晒太阳，多和大自然接触。除此之外，可适当服用西洋参、石斛或麦冬等养阴保健品调理，并适量进食滋阴的食品，少吃羊肉等温性食物，不吃辛辣、煎炸烤食品，禁食狗肉、火锅汤料等热性食物。

二、心之养生

心为阳脏，有主持阳气而恶热的特性。心之阳气不但可以维持心脏自身的生理功能，而且对全身具有温煦作用，推动血液，维持人体生命活动。心对全身各脏腑的功能活动起着指挥和协调作用，心血充，心脉畅，心神明。

1. 心神保养

心主神明，心脏是神明之脏，主宰意识、思维和情志活动，心脏是思维的主要器官，有人会问，那大脑又算什么呢？大脑是奇恒之腑，为元神之府，被称为髓海，也主人的思维意识和记忆，《类证治裁·卷三》有言："脑为元神府，精髓之海，实记忆所凭也。"大脑也是主宰人类思维的器官与心不太一样，《医林改错》认为，灵性记忆在脑不在心。人的思维意识是在元神的调控之下，在后天获得的，属于识神的范畴。识神就是思维认知之神，也就是心中所具有的神，脑中的神是元神，和识神是不一样的。元神藏于脑，无思无虑，自然之虚灵也；识神发于心，有思有虑，灵而不虚。

心神保养就是要保持心脏清静澄明的本性，发挥其任物应事的主宰作用。首先要寡欲，节制嗜欲以保养心神。其次是少思虑，理性地分析处理事物，避免无谓的伤神之虑。最后要调情志，保持乐观愉悦、平和宁静的精神状态，化解不良情绪。

2. 日常调养

运动要适度，心脏不好的人不宜在清晨锻炼。注意劳逸结合，养成良好的生活习惯。每天 11：00 ～ 13：00 小睡片刻，以养足心气。戒烟限酒。季节交替时及时增减衣物。有高血压、心脏病史的老年人排便时不可用力过猛，洗澡时不可密闭门窗过久。可按摩穴位保护心脏，如内关、心俞。

3. 饮馔服食

有心悸、胸痛等不适的人，一定要少吃盐及咸味的食物和药物。心火易亢，而莲子心是祛心火佳品，可以泡水代茶饮或煮汤。应注意补养心血、心神，可用龙眼肉、核桃等。此外，还应注意不可长期食用动物脂肪，可多吃些含优质蛋白质、微量元素的食物。

【国医大师如是说】

心为“君主”，君安体健 – 任继学教授的六个养心建议

《黄帝内经》将人体的十二脏腑（除五脏六腑之外，还有一个心包络，是心脏外围的包膜）根据各自的职能与古代的官职相对应，命名为“十二官”，其中心为君主之官，书中是这样描述的："心者，君主之官，神明出焉。故主明则下安，主不明，则十二官危。"君主，是古代国家元首的称谓，有统帅、高于一切的意思。把心称为君主，足以说明它在五脏六腑中独一无二的位置。既然心如此重要，我们应该如何来养护它，使之不受伤害呢？参阅国医大师任继学教授的一些著作，结合传统中医的一些养心方法，我们归纳了以下几点养心方案，大家不妨一试。

（1）夏天要静心，少出汗

任继学教授指出，夏天在四季中属火，而火气通于心，于是人的心神就容易受到扰动，出现心神不宁，引起心烦。心烦会使心跳加快，加重心脏负担。因此，夏季养生，首先要让心静下来。俗话说，"心静自然凉"，静则生阴，阴阳协调，才能保养心脏。所以，老年人在夏天要多清静。

夏天出汗多，易伤心之阴，加之夏天温度高，体表的血量分布多，这样容易导致老年人出现心脑缺血的症状。同时，夏天出汗多，易导致血液黏稠度增高，所以夏天要降低活动强度，避免过度出汗，并适当喝一点淡盐水。但是，该出汗时则要出汗，老年人也不能闭汗，房间里开空调的时间不能过长。

（2）午睡是养心经的最佳方式

11点到13点，这个时候是心经值班。一上午的运化全是阳气，午时则开始阴生。因此，午时是天地气机的转换点，人体也要注重这种天地之气的转换。对于普通人来说，睡午觉非常重要，因为天地之气在这个时间段转换，我们不应干扰天地之气，而应好好休息，以不变应万变。

古人提倡午时练功以达到心肾相交。所谓心肾相交就是要让心火与肾水相交，阴阳调和。但是心在上，为火，容易上炎；而肾在下，为水，容易下走，这样心肾不相交，心火会让人一直很精神处于兴奋状态，睡不着觉，这就是失眠。现代人不练功，午睡就是让心肾相交的一个方法。

（3）神门是身体的养心大穴

神门穴位于手腕内侧横纹上，弯曲小拇指，牵动手腕上的肌腱，肌腱靠里就是神门穴的位置。它是心经上的重要穴位，是心经之气出入的门户，可以补充心脏的原动力，因此它就成为保养心脏的重要穴位，经常刺激这个穴位，可以防治胸痛、便秘、焦躁、心悸、失眠、食欲不振等病症。因为这个穴位用手指刺激不明显，所以在按摩时应用指关节按揉或按压，早晚各一次，每次按摩2～3分钟，长期坚持下去就可以补心气、养心血，气血足了，神志自然就清醒了。

（4）饮食也是保护心脏的一个方法

合理的饮食能降低冠心病、心绞痛和心肌梗死等疾病的发病率。平时饮食要清淡，不要暴饮暴食，戒烟限酒；多吃一些养心的食物，如杏仁、莲子、黄豆、黑芝麻、木耳、红枣等。

（5）适量运动益养心

进行适量的运动有利于心血管系统的健康，可以增强心脏的功能。一般来说，养心的运动包括：散步、慢跑、太极拳、游泳等，每个人可根据自己身体的具体情况选择运动的方式和运动量。此外，有一点要提醒大家，不宜清晨锻炼，因为上午6时至

9时是冠心病高发、脑出血危险性最大的时间段，发病率要比上午11时高出3倍多。

（6）大喜伤心，高兴也要悠着点

中医有“七情致病”一说，而“喜伤心”便是其中之一。按理说，在各类情绪里面喜是一种好的情绪，怎么会伤心呢？这里的“喜”其实说的是“大喜”，是指过分的高兴、兴奋，因此喜得过度就会损伤心气。因为“喜则气缓”，大喜之后这个气就缓，就是涣散开来的意思。太高兴、太过于兴奋，气往往就会散掉，而产生笑不休、心悸、失眠等症，严重的甚至会发疯。

三、脾之养生

脾为后天之本，为气血生化之源。脾为五脏之一，胃为六腑之一，两者关系密切。只有脾胃功能健旺，人体才能气血充足，自然健康长寿。

1. 调和脾胃

饮食有节，细嚼慢咽。不可过饥或过饱，不可饮食无规律，不可偏嗜五味。天气寒冷时，要顾护阳气，重点做好腰腹保暖。忌食生冷食物，可服些温经暖胃的香料，如生姜、胡椒等。

2. 日常调养

注意防暑、防湿。保持恬淡虚无的精神状态，不可思虑过度。长夏运动时注意以下几点：运动前喝些预防中暑的饮料，做好防晒措施；运动时间可选择早上 6 时或下午 5 ～ 6 时；可配合按摩脾俞、足三里。

（1）睡好觉，养好脾

中医认为，肝藏血、脾统血。肝藏血是指肝脏有贮藏血液、调节血量的功能。脾统血是指脾有统摄血液在经脉中流行的作用。长期熬夜会伤肝，肝藏血的功能受损，脾统血怎么能统好呢？所以长期熬夜和睡眠不足是导致贫血的重要因素。而睡个好觉就可以保养脾脏。睡眠是每个人都要做的事情，一个好的睡眠可以让身心得到充分的休息，促进血液循环，缓解紧张、舒缓压力。

（2）常运动，助运化

对脾的保养，最好的方法就是常运动。依靠适当的运动来帮助我们的“脾气”活动起来，这样就可以增强脾的运化功能。每日晨起和入睡时，可躺在床上做仰卧起坐运动，每日 20 ～ 40 次。老人宜双手摩腹，取仰卧睡姿，以肚脐为中心，手掌旋转按摩 20 次。散步也能养脾健胃，可使食欲增加、气血畅通。

3. 饮馔服食

平时应多食甘、苦味，少食酸味食物、药品。应常食健脾消食之品，如鸡内金、山楂等。脾胃虚弱时，当益气健脾，可用薏苡仁、莲子肉等。宜多食祛湿药食，如陈皮、冬瓜等。

（1）健康常补脾，平时吃粳米

粳米性平，味甘，有补脾益气之功。《食鉴本草》即有记载：“粳米，皆能补脾，益五脏，壮气力，止泄痢，惟粳米之功为第一。”《本草经疏》亦云：“粳米即人所常食米，为五谷之长，人相赖以为命者也。”粳米能润肠通便、助胃肠蠕动，对胃病、便秘、痔疮等有疗效，能促进血液循环，从而减少高血压、中和胃酸，缓解胃痛。

（2）脾脏养得好，山药少不了

中医认为，山药味甘，归脾胃经，具有健脾补气、补肾固精、养阴养肺的功效，适合慢性腹泻、便溏、脾虚等患者食用，但是气滞胀满者和湿重者不宜食用。

（3）经常吃糯米，健脾又养胃

现代科学研究表明，糯米含有蛋白质、脂肪、糖类、钙、磷、铁、维生素B及淀粉等，为温补强壮品。糯米的主要功能是温补脾胃，所以对中气虚、脾胃弱者有很好的补益作用。

其实，糯米食品如糯米饭、糯米粥，都是相当容易消化的食品，是养胃健脾的佳品。所以中医认为糯米能够补虚、止泻。但是为什么大多数人都认为糯米食品难以消化呢？调查显示，因为糯米中的直链淀粉在加热以后及冷却以后的形态不同，糯米食品冷了以后，淀粉分子会增大，导致难以消化。所以糯米食品宜加热后食用，老人、小孩或病人应当慎用。

逢年过节很多地方都有吃年糕的习俗，糯米年糕无论甜咸，其碳水化合物和钠的含量都很高，对于有糖尿病、体重过重或其他慢性病如肾脏病、高血压的人要适可而止。

（4）饮食注意事项

平常饮食，切忌暴饮暴食，这样对脾脏伤害很大，建议素食为主，荤素搭配，平常多吃些水果，少吃有刺激性和难于消化的食物，如酸辣、油炸、干硬和黏性大的食物，生冷的食物也要尽量少吃。

【国医大师如是说】

国医大师张镜人这样保养我们的脾胃

脾胃在人体中的地位非常重要,《黄帝内经·素问》中讲道:"脾胃者,仓廪之官,五味出焉。"将脾胃的受纳运化功能比做仓廪,也就是人体内的"粮食局长",身体所需的一切物质都归其调拨,可以摄入食物,并输出水谷精微(营养物质)以供全身之需,如果脾胃气机受阻,运化失常,那么五脏六腑无以充养,精、气、神就会日渐衰弱。

有人说,脾胃是人体的能量之源,就和家电没电一样什么都干不了样。此话不假。脾胃"管理"能量的吸收和分配,脾胃不好,人体"电能"就少,"电压"就低,很多"费电"的器官都要"省电、节能",导致代谢减慢,工作效率降低或干脆临时"停工",五脏六腑都不能好好工作。短期还可以用"蓄电池"的能量,长期下去就不够用了,疾病就来了。由此看来,养好后天的脾胃"发电厂"有多么重要。对此,国医大师张镜人教授给了我们一些建议:

(1)思伤脾,千万别思虑过度

《黄帝内经》中说"思伤脾",思虑过度就会扰乱脾的正常工作,表现在身体上就是食欲不振、无精打采、胸闷气短。所以,我们要尽量做到思虑有节,这样脾的功能才会正常,脾经也才能通畅。

（2）仰卧摇摆可加强胃肠功能

摇摆运动通过脊柱的轻度活动，能减轻局部疼痛、肌肉麻痹，还可以带动胃肠的活动，从而加强胃肠功能，对防治便秘、肠粘连、腹胀、腹痛等有良好的效果。具体方法如下：

仰卧式：不用枕头，平躺在床上；两脚尖并拢，尽力向膝盖方向勾起；双手十指交叉，掌心向上，放于颈后；两肘部支撑床面。身体模仿金鱼游泳的动作，快速地向左右两侧做水平扭摆。如果身体难以协调，可以用双肘与足跟支撑，帮助用力。动作协调之后，可以逐渐加快速度。每次练 3 ～ 5 分钟，每天练习 2 次。

俯卧式：俯卧，两手十指交叉，掌心向上，垫于前额下。以双肘尖支撑，做迅速而协调的左右水平摆动。

屈膝式：采取仰卧式，两手十指交叉，掌心向上垫于颈后。两腿并拢屈膝，脚跟靠近臀部。摆动时以双膝的左右摇动来带动身体的活动，向左右两侧交替扭转。开始时幅度可小些，熟练后可加大幅度、加快频率。

（3）补中益气汤，补脾健胃是良方

宋金时期著名医学家李东垣是“补土派”的代表人物，他提出人以脾胃中元气为本，结合人们由于饮食不节、起居不时、寒温失所，导致的胃气亏乏所出现的症状，创制了调理脾胃的代表方剂～补中益气汤。张镜人教授在不同的场合，曾多次提到过这个方子，认为它是“补脾健胃的良方”，其方如下：

组成：黄芪 15 ～ 20 克，甘草（炙）5 克，人参（去芦）10 克，当归身（酒焙干或晒干）10 克，陈皮（不去白）6 克，升麻 3 克，柴胡 3 克，白术 10 克。

用法：水煎服。或作丸剂，每服 10 ～ 15 克，每日 2 ～ 3 次，温开水或姜汤下。

功效：补中益气，升阳举陷。

主治：脾胃气虚症见发热，自汗，渴喜温饮，少气懒言，体倦肢软，面色㿠白，大便溏而不畅，脉洪而虚，舌质淡，苔薄白。脱肛，子宫下垂，久泻、久痢及久疟等证属气虚下陷，清阳不升等。

（4）胃不好，用小米补一补

中医认为，小米味甘咸，有清热解渴、健胃除湿、和胃安眠等功效，内热者及脾胃虚弱者更适合食用它。有的人胃口不好，吃了小米后既能开胃又能养胃，具有健胃消食，防止反胃、呕吐的功效。小米粥是健康食品，可单独熬煮，亦可添加大枣、红豆、红薯、莲子、百合等，熬成风味各异的营养粥。对脾胃虚或者夏季经常腹泻的人来说，小米有很好的补益作用。与山药一起熬，可强健脾胃；加莲子同煮，可温中止泻，食欲不振的，可将小米加糯米与猪肚同煮而食，方法是将小米和糯米浸泡半小时后，装到猪肚内，炖熟后吃肉喝汤，内装的小米和糯米取出晾干，分次食用。小米磨成粉，可制糕点，美味可口。

（5）运动、按摩皆可健脾胃

适当运动可以帮助“脾气”活动，增强其运化功能。年轻人可做仰卧起坐，在每天起床和睡前各做 20 ～ 40 次；老年人则宜做摩腹功，即仰卧于床，以脐为中心，用手掌顺时针旋转按摩。因为脾胃是在中焦的位置，如果直接按摩脾胃会不舒服，所以可以拍打、按摩位于上面的膻中穴和下面的下丹田（关元、气海、阴交、石门）。膻中穴和下丹田之间就是脾胃，所以在膻中穴和下丹田两个位置多做一些按摩，有助于脾胃的调养。这就是张镜人教授提倡的“五心按摩法”。

四、肺之养生

肺在脏腑中位置最高，且外主皮毛，上通鼻窍。但肺质柔嫩，不能耐受过寒或过热的刺激，所以触冒六淫寒热等邪气，肺往往容易先病。肺主气，司呼吸，能主一身之气，还有通调水道的功能。

1. 保养肺气

首先要避邪气，冬春季节避寒邪，春夏季节避温邪，秋季避燥邪；其次要少言，使肺气得充养；最后要做到无忧，远离忧伤情绪。

每天上午的 9 点左右，是人体肺功能最强之时，是秋季最佳养肺时间，这时候最好能进行一些慢跑、快走等有氧运动，有利于强健肺部功能。在体育运动的过程中，才会让你的肺吸收大量的新鲜空气，让你的呼吸运动更加频繁从而让肺的功能也得到提升。

2. 日常调养

重视运动，多选择有氧运动，如太极拳、五禽戏等。注意避风寒，尤其是背部不能受寒。保持室内空气清洁干爽。空气污染时出行，注意佩戴防尘口罩。日常生活中应保持室内空气流通，多开窗换气。尽量少去人流密集的地方。吸烟人群注意了，一定要戒烟，不要再污染自己的肺脏了。有条件的话可以经常到草木茂盛、空气新鲜的地方踏青，做做深呼吸。

中医学认为，人的情志活动与内脏功能有着密切的关系。并认为过度、剧烈，或长期悲伤会对肺产生不良的影响，导致肺的功能失调而产生一系列与肺有关的疾病。过度的悲哀会使人意志消沉，精神沮丧，肺气耗损，表现为心境凄凉、垂头丧气、叹息不已、愁眉不展、面色翳淡、胸闷气短、饮食不下、肌肉麻木。长期处于悲伤状态下的人，机体容易衰老，很少有长寿者。常常开怀大笑可以养肺气，大笑能够使人的胸廓扩张，胸肌伸展，肺活量增大，解除胸闷，消除疲劳，恢复体力。尤其是在清晨锻炼时，如果开怀大笑，可以使肺吸入许多清新空气，呼出废气，加快血液循环，从而达到心肺气血调和，以保持人的情绪稳定。

3. 饮馔服食

多食辛、苦味药食，如薄荷、生姜等，不可过食生冷。应常补气阴，针对性地多食滋肺润燥之品。若是肺热咳喘有痰，可用川贝炖雪梨，润肺化痰。

肺喜润恶燥，燥邪最易犯肺，伤津耗液，使人发生鼻干咽燥、声哑干咳、大便干结等所谓的“秋燥症”。有一些误区，认为肺燥时给孩子吃寒凉的药比较好。可是，这样会让小朋友的体质越来越差。其实，秋季吃生津增液的食物，如芝麻、梨、藕、香蕉、苹果、银耳、百合、无花果、竹蔗以及鸭肉、猪肺、龟、鳖、蜂蜜和蔬菜等以润燥养肺，就会有很好的效果。凡辛热麻辣、煎烤熏炸等食物，宜少吃或不吃。小孩子也许会哭闹着要喝甜饮料，此时家长朋友们可以用秋梨膏代替平时的甜饮料，滋阴养肺，还能止住咳嗽。

秋冬季饮食要遵循“育阴潜阳”的原则，应该多吃一些温性食物来保养肺脏。

【国医大师如是说】

李振华等国医大师的清肺八招

肺在五脏六腑中的地位很高，《黄帝内经》中说："肺者，相傅之官，治节出焉。"也就是说，肺相当于一个王朝的宰相，一人之下，万人之上。宰相的职责是什么？负责了解百官、协调百官，事无巨细都要管，所以《黄帝内经》中又有"肺朝百脉"之说，也就是全身各部的血脉都直接或间接地汇聚于肺，然后敷布全身。另外，在人体五脏六腑中，肺的位置最高，它负责气的宣发肃降，中医有"肺为水之上源"之说，一旦肺热或肺寒，宣发肃降功能失调，人的气机运行就会受阻，人就会生病。因此，我们必须要好好养护我们的肺。

（1）笑能清肺，平时多笑一笑

李振华教授提出了"笑能清肺"的理念，他认为：笑能使胸扩张，肺活量增大，胸肌伸展，能宣发肺气，调节人体气机的升降，消除疲劳，驱除抑郁，解除胸闷，恢复体力，使肺气下降，与肾气相通，并增加食欲。清晨锻炼，若能开怀大笑，可使肺吸入足量的大自然中的"清气"，呼出废气，促进血液循环，从而达到心肺气血调和。

（2）蛤蟆功，让你的呼吸系统更强大

蛤蟆功是一套传统的健肺功法，这种功法可以有效地锻炼人体的呼吸系统，只要坚持每天 1 次，每次练 20 分钟即可。具体方法为：双腿跪在床上，双手压在床上，身体前倾，全身放松。用鼻子深吸气，同时肚子往外鼓，气在丹田停留 1 分钟，然后用嘴呼气，同时瘪肚子。

如果想让蛤蟆功起到事半功倍的效果，那么最好在每天下午的 5 点到 7 点做这套动作。另外，在练功的同时，最好听比较安静，令人心情愉悦的音乐。

（3）饮食养肺这样吃

要养护肺，应注重饮食，多吃蒜。中医认为大蒜味辛、性温，可健胃、杀菌、散寒，适合于肺病患者食用。另外，饮食养肺还应多吃玉米、黄豆、黑豆、冬瓜、番茄、藕、甘薯、猪皮、梨等，但要按照个人体质、肠胃功能适量食用。

（4）养肺不要忘了肺经

肺经是人体非常重要的一条经脉，它起于中焦，向下络于大肠，回过来沿着胃上口，穿过膈肌，属于肺脏。有人总觉得气不够用，有吸不上气的感觉，这个时候就可以点揉太渊穴。此穴为肺经原穴，补气效果尤佳，位于手腕部位，手腕横纹之桡侧凹陷处。另外，肺经上的孔最穴对风寒感冒引起的咳嗽和扁桃体炎效果不错，还能治疗痔疮。孔最穴在前臂掌面桡侧（大拇指方向），在尺泽穴与太渊穴（腕部动脉搏动处）连线上，腕横纹上 7 寸处（手腕至肘共 12 寸，按比例取穴）。

（5）这样洗澡就能养肺

国医大师强巴赤列认为，冷水浴、冷热水浴对肺脏健康有很好的作用，但要讲究方法。

冷水浴：即用低于 20℃的冷水擦洗全身。中老年人开始进行冷水浴锻炼时，最好选择在夏季，先用低于体温的 35℃的水进行锻炼，随着机体的适应逐渐降低水温至 20℃以下。身体条件较好者亦可参加冬泳运动。

冷热水浴：先用热水冲洗全身，再用冷水冲洗，然后用毛巾将全身皮肤擦干直至产生热感。冷热水浴可以使全身的血管受到刺激，使血管既有舒张又有收缩，能增强血管的弹性，提高人体的抗寒能力。

（6）运动养肺

国医大师贺普仁教授认为，每天坚持跑步、散步、打太极拳做健身操等运动，可增强体质，提高肺脏的抗病能力。

（7）空气清新才是养肺的关键

养肺，应注意保持周围空气的清新，因为肺的主要生理功能是进行体内外气体交换，吸清呼浊，即吸入氧气，呼出二氧化碳，保证机体对氧的需求，所以日常生活中肺的养生保健最重要的是周围空气的清新。不管是在家里还是单位，多开窗通风，保持环境整洁，不要让污浊的空气长时间在屋里滞留。

（8）任继学教授的养肺三法

摩鼻护肺法：可取任意姿势，将两手拇指外侧（即大鱼际）相互摩擦生热，有热感后沿鼻梁、鼻翼两侧上下按摩 60 次左右，然后按摩鼻翼两侧的迎香穴 20 次（迎香位于鼻唇沟与鼻翼交界处），每天按摩 1 ～ 2 遍。经常摩鼻能有效预防伤风感冒，对体质差、对冷空气过敏的人非常有效。

摩喉护肺法：端坐于椅上，仰起头，颈部伸直，用手沿咽喉部向下按摩，直到胸部。双手交替按摩 30 次为 1 遍，可连续做 2 ～ 3 遍。这种方法可以利咽喉，有止咳化痰的功效。

捶背护肺法：端坐于椅上，腰背部保持直立，双目微闭放松，双手握空拳，捶脊背中央及两侧，各捶 3 ～ 4 遍，捶背时要闭气不息。同时叩齿 5 ～ 10 次，并缓缓吞津液数次。捶背时要从下向上，再从上到下，沿脊背捶打，如此算 1 遍。先捶脊背中央，再捶左右两侧。这种方法可以疏导肺气，通脊背经脉，预防感冒，同时有健肺养肺之功效。

五、肾之养生

肾主藏精，而精能生髓，髓居于骨中，骨赖髓以充养。肾精充足，则骨骼坚固有力；若肾精虚少，骨则失养，表现为不能久立。齿为“骨之余”，若骨骼失养，牙齿常会松动，甚至脱落。只有肾精充足，阴阳平衡，人才能健康长寿。

1. 保养肾精

注意节制性生活，可以选择吃熟地、黄精等补肾填精的药食，也可以选择艾灸，按摩关元、肾俞、涌泉等有补肾益精作用的穴位。

按摩太溪有奇效：中医学认为，太溪穴具有补肾气、壮肾阳的作用，想要滋补肾气就可以选该穴位。太溪穴位于我们人体的脚部，是我国古代医学典籍中“回阳九穴”之一，具有提高肾功能的作用。因为太溪穴是足少阴肾经的输穴和原穴，可以说是肾经经气最旺的地方，我们可以通过对太溪穴的按摩刺激来激活人体肾经的经气，不但能疏通整条肾经，还对全身都有调理作用。

太溪穴位于足的内侧，在内踝后下方与脚跟骨筋腱之间的凹陷之处。怎么按摩太溪穴呢？其实很简单，我们盘腿正坐，用左手拇指的指腹按压右侧的太溪穴，按压时先按顺时针方向旋按 30 次，再按逆时针旋按 30 次，然后以相同的手法用右手拇指指腹按压左侧的太溪穴。按揉时力度保持适中，每次按揉 5 分钟左右，每天 2 次即可。

经常按摩太溪穴，不但可以帮男性补肾壮阳、提高性能力，而且对女性生理不顺、月经不调、手脚冰凉也具有神奇的疗效。在脚踝的这个位置经常按压，还会起到美容滋阴的效果。

2. 日常调养

着重于“养藏”，注意早睡，早晨或傍晚适当锻炼，保持良好的情绪。不要过度用腰。不宜直接坐在潮湿阴冷的草地或土地上。可配合搓揉耳郭、叩齿、鸣天鼓等。

每天坚持一套健肾操：

第一步，两足平行而立，两足之间的距离等同于肩宽。眼睛看着鼻尖，双臂自然下垂，两掌贴于裤缝，手指自然张开。脚跟提起。连续呼吸 9 次不落地。

第二步，再呼吸，慢慢屈膝下蹲，两手背逐渐转前，虎口对脚踝。手接近地面时，稍用力抓成拳（感觉就像手里抓了个东西），把气吸足。

第三步，憋气，身体慢慢起立；两手下垂，逐渐握紧。

第四步，吐气，身体呈立正姿态，两臂外拧，掌心向前，两肘从两侧挤压肋，同时身体和脚跟部用力上提，并提肛。

3. 饮馔服食

多吃天然咸味的食物，而非多吃盐，如海带、大豆、紫菜等，注意不要吃太多甘味食物，尤其对于已有腰膝酸软、耳鸣等肾虚表现的人，更当谨慎。另外，黑色入肾，故黑芝麻、黑米、黑豆等黑色食物有助于补肾，可以做豆浆，也可以煲汤服用。

4. 补肾健脑

肾与脑的关系极为密切，中医学认为脑、髓、骨都是奇恒之腑，它们之间存在着密切的关系，骨藏髓，髓养骨，髓又充养于脑，三者相互依赖，不可或缺。而骨、髓、脑又都依赖肾精的滋养而维持正常的生理功能，所以说肾才是它们三者的“基石”。肾藏精，而精能生髓。中医学认为脑与髓是一个统一的整体，脑是髓的汇聚，所以有“脑为髓之海”之称。唯有肾精充足，髓才会充盈，人就表现为耳聪目明、精神饱满、记忆力强。如果肾精亏虚则影响脑、髓不足，就会使人出现两目昏花、头晕耳鸣，记忆力减退，甚至精神萎靡等症。

补肾健脑四个宝：

（1）核桃仁具有滋补肝肾、补气养血、温肺润肠的功效。它不仅是很好的益智食物，而且还有黑须发的作用，准妈妈经常食用，宝宝的头发也会长得很好。核桃仁富含脂肪和蛋白质，每天食用3颗就可以了，不要多食。生着吃或煮熟了吃都可以。

（2）板栗富含蛋白质、脂肪、碳水化合物、钙、磷、铁、锌多种维生素等营养成分，被称为“干果之王”。中医学认为，板栗味甘性温，具有补肾固精、补脾健胃、暖腰、强筋骨、活血等功效，故常称之为“肾果”。板栗补肾适合熟食，细嚼慢咽更利于人体吸收。需要注意的是，板栗虽好，却不可多食，每日食用量不宜超过10颗

（3）海带具有利尿、排毒、软坚散结等作用，对于肾不好的患者，适量吃海带可以帮助排出肾脏垃圾，改善肾功能。海带中还含有丰富的亚油酸卵磷脂等物质，对改善记忆力和紧张性头晕、头痛十分有益。

（4）黑芝麻，中医学认为，肾在五色中属黑，故黑色利肾。黑芝麻性平，具有养血生津、润肠降燥、滋补肝肾、益脑填髓的功效。另外，黑芝麻富含卵磷脂、亚油酸及维生素E，能预防血管粥样硬化和记忆力减退。

【国医大师如是说】

肾气足，身心健——王玉川强肾保健功法

强肾保健并不像我们平常所认为的那样，吃点大补的药就可以了。还得辨明阴阳，对症进补，否则就可能越补越虚。在现实生活中，肾虚有很多表现形式。比如女性更年期提前。一般女性在50岁左右出现更年期，而“肾虚”女性则早早出现闭经、性欲低下、烦躁、焦虑、多疑等更年期症状。再如，极端怕冷。办公室里其他人觉得合适的温度是否总让你打哆嗦，使你与同事在空调温度问题上难以达成一致？你穿的衣服是否总是比别人多？你是否一受凉就拉肚子？中医认为这些都是肾阳虚造成的。

中医理论认为，肾为先天之本，只有肾气充足，性功能旺盛方可有效保持身心健康。反之，如果肾气亏虚，性功能弱，那么身心都要受到损伤，各种疾病也就由此而生。于是，很多人都乐于用“补”的方式来解决肾虚问题。王玉川教授指出，强肾保健并不像我们平常所认为的那样，吃点大补的药就可以了。还得辨明阴阳，对症进补，否则就可能越补越虚。

事实上，中医关于养肾的方法有很多种，除了药物之外，还有饮食、推拿按摩、针灸、气功等，这些都能达到强肾壮阳的目的。在王玉川教授执笔的《中医养生学》中就介绍了一些简单易行、效果显著的养肾功法。

（1）叩齿咽津翕周法

实际上，此法包括两种方法，即“叩齿咽津法”与“翕周法”。叩齿咽津法：每日早晨起床后叩齿100次，然后舌舔上腭及舌下、齿龈，含津液满口之后再咽下，意送至丹田。翕周法：收缩肛门，吸气时将肛门收紧，呼气时放松，一收一松为1次，连续做50次。这两种方法组合起来有滋阴降火、固齿益精、补肾壮腰的作用，能防治性功能衰退。

（2）双掌摩腰法

通常取坐位，将两个手掌贴于肾俞穴，中指对准命门穴，意守命门，双掌从上向下摩擦40～100次，使局部有温热感。本法有温肾摄精之效，对男子遗精、阳痿、早泄，女子虚寒带下、月经不调等，均有很好的防治作用。

（3）按摩下肢涌泉法

坐于床上，先将双手搓热，然后双掌分别紧贴脚面，从趾根处沿踝关节至三阴交一线，往返摩擦20～30次，然后用手掌分别涌泉穴100次。摩擦时，最好意守涌泉穴，手势略有节奏感。本法有交通心肾、引火归元之功，对心肾不交引起的失眠、遗精等症都有很好的防治效果。

（4）疏通任督法

此为一整套功法，姿势取半仰卧位，具体方法为：①点神阙：一手扶小腹，另一手中指点按神阙穴（位于脐窝正中），默数60个数，然后换手再做一次。②搓尾间：一只手扶小腹，另一手搓尾间即尾骨30～50次，然后换手再做30～50次。③揉会阴：一只手或双手重叠扶在阴部，手指按在会阴穴上，正反方向各揉按30～50次。④揉小腹：双手重叠，在小腹部正反方向各揉按30～50圈。本法久练有疏通经络，滋阴补肾，调节任、督、冲脉等功能，对前列腺炎、泌尿系结石、子宫疾患有良好的防治功效。

上述各法，既可单项做，也可一起做。只要认真坚持这些保健功法的锻炼，就能使肾气充旺，阴阳协调，精力充沛，从而起到防治疾病、延缓衰老的作用。

五脏保健操 国医大师李济仁的脏腑养生密码

李济仁老人已经年届八旬，但依然思维敏捷、步履轻盈，周围有很多人向他请教健康长寿秘诀，每次他总是谦虚地说自己没有什么特别的方法，只是平时遵守一些有益健康的小习惯。当然，这个答案是无法让人相信的，于是李老便把自己这些小习惯总结起来形成了一套系统的养生保健功法。李老的这套功法从心、肝、肺、脾、肾五脏保健入手，我们称之为“五脏保健操”。

事实上，李老的这套“五脏保健操”并不仅仅包括运动，还包括心理、饮食、工作、睡眠等多个方面，可谓对五脏的全方位呵护。具体方法如下：

1. 首推养心

（1）每天晚上，李老在临睡前都会按摩手上的劳宫穴和脚上的涌泉穴，他认为这样可让心肾相交，从而改善睡眠。

（2）养心主要是养神，李老在平日遇事尽量保持心平气和，不过喜也不过忧，与人交往从不计较得失，从而保持心神的虚静状态。

（3）在食物补养方面，常用西洋参泡水喝，常吃桂圆、莲子、百合、黑木耳等，以益心气、养心阴。

（4）重视中午的休息。心在午时活动最为活跃，而且这时也是阴阳交合的时候，休息能保住心气。

2. 注意调肝

（1）过度疲劳会损害肝，平常应尽量做到既不疲劳工作，也不过度运动。

（2）中医认为："人卧则血归于肝"，故定时上床休息既能保持良好的睡眠质量，又能养肝。

（3）饮食清淡，尽量少吃或不吃辛辣、刺激性食物，以防损伤肝气。

3. 重视养肺

（1）李老通常在早晨起床后会做深呼吸，即呼吸速度放慢，每分钟一呼一吸 9 ～ 10 次，这样呼吸便可以养肺。

（2）运用闭气法，有助于增强肺功能。先深吸一口气，然后闭住，尽量忍到不能再忍的时候，再呼出来，如此反复 18 次。

（3）李老还建议大家平时多吃一些有助于养肺的食物，如玉米、黄瓜、西红柿、梨等。

4. 注重健脾

（1）平时多做一些运动和按摩，以助"脾气"活动，增强脾胃运化功能。他每天起床和睡前都各做 36 次摩腹功，即仰卧于床，以脐为中心，按照顺、逆时针方向用掌各按摩 36 下，再用手拍打和按摩脐上膻中穴、脐下丹田穴各 100 下。

（2）脾胃共为气血生化的来源，是后天之本，健脾往往与养胃结合起来。在饮食方面，每次吃七八分饱。平时尽量多吃一些利胃、助消化的食物，如山楂、山药等，夏天可常吃一些香菜、海带、冬瓜等养脾开胃之品。

5. 不忘补肾

（1）经常用一只手在前按摩下丹田，同时一只手在后按摩命门穴（在第二腰椎与第三腰椎棘突之间）、腰阳关（在腰部，当后正中线上，第四腰椎棘突下凹陷中），他认为这样有助于养肾。

（2）李老建议大家常吃核桃、枸杞、黑豆、芝麻，这样可以滋肾壮阳。

（3）排小便时尽量前脚趾用力着地并咬住牙齿，可以助保肾气。李老指出，养生关键在于坚持，特别是要根据自己的健康状况选择适当的运动方式，逐步形成自己的一种生活方式和习惯，才能达到健康长寿的目的。

第七章

辨证养生

近年来随着人们物质生活的改善，如何养生备受国人关注，也因此出现一些闹剧，令人莞尔。养生是中国传统文化的重要组成部分，是中华民族智慧的结晶。养生不是口号，不是潮流，亦不是兴致忽来，而是在比较客观地认识自然的基础上，探索生命规律，调节生命活动，涵盖了衣食住行及精神生活等方面。它可以在日常生活中实实在在地施行，日积月累，长久见功，一曝十寒者，终难取效。一言以蔽之，养生就是对生命的养护。因古人寿短，古人养生，多以尽天年；今人养生，不唯尽天年，要身心康健把寿延。养生之法虽各有不同，道则一也，但莫伤之而已。中医学历来讲究辨证施治，与中医学息息相关的各种养生方法亦需辨别体质、年龄等，不可一概而论。

一、不同体质养生要点

一般说来，体质是人体在形态结构及功能活动等方面相对稳定的特征，包含了特定的躯体素质与心理素质，与先天禀赋和后天因素等相关。躯体素质主要指体质强弱、寒热、痰湿及气血阴阳偏颇等。在养生范畴，心理素质主要指心理特点、心理品质及心理行为等。先天因素与父母的遗传有关，生而具有，而后天因素比较复杂，主要有地理环境、社会因素、生活环境、饮食起居、性格情绪、疾病及服药情况等。早在《黄帝内经》中就记载了因为生活地域及饮食习惯不同，人们患病的情况及治疗方法亦各有不同。体质决定了我们的健康状态，决定了对某些疾病的易感性，也决定了机体患病之后的反应形式、治疗效果以及预后转归等。每个人的体质类型相对稳定，古希腊医学之父希波克拉底曾说："知道什么人生病比知道他生了什么病更重要"，意即不同体质类型有不同的疾病易感性。了解了某种体质类型的患病倾向及发病后变化趋向，就能把握人体的生理病理规律，可于未病之时改善体质，养生防病。

先天禀赋受之于父母，是个人难以掌握的，《黄帝内经·灵枢·寿夭刚柔》认为："人之生也，有刚有柔，有弱有强，有短有长，有阴有阳……"目前许多疾病都有家族发病倾向，如高血压病、糖尿病、肿瘤、哮喘等。这些疾病的发生除与遗传有关之外，还和家族内部长期形成的生活习惯、饮食习惯及抚育后代的方式有关。每个人的体质都有薄弱环节，当然也有不同的优势，体质养生主要是针对机体的薄弱环节。

1. 王琦院士的"九种体质"

不同学者对于体质辨识略有差别，最为常用的是国医大师王琦提出的"九种体质"。王琦院士是"中医体质学"创始人，他表示，中医体质学将国人体质分为平和体质、气虚体质、阳虚体质、阴虚体质、痰湿体质、湿热体质、血瘀体质、气郁体质、特禀体质共九种体质，并将这些体质可能对应的疾病进行分类。"我们掌握了体质分类的方法，知道自己的体质后，就能知道自己容易得哪些疾病，从而能够通过'自助式'的、个性化的措施调整自己的体质，最终趋向健康的平和体质。”

（1）平和质（健康派）

平和质是人人称羡慕的整体健康状态，表现为精力充沛，身体脏腑功能状态比较稳定，适应能力强。“平和体质的人精力充沛、心理素质很好，是我们追求的健康方向。他们最重要的就是内心平和，这让身体各部门协调发展，生命才能健康。”

这类人群在饮食、起居、运动等方面都有较强的适应能力，不易生病。养生建议：保持良好心态，避免过度劳累，适量运动以增强体质。

（2）气虚质（气短派）

气虚质的人常感到疲倦乏力，话说多了气虚，只爬三四层楼会气喘吁吁，而且还容易出汗，容易感冒。

养生建议：饮食上可适量食用益气健脾的食物，如红枣、山药、小米等；起居方面注意规律作息，避免熬夜；运动上可选择慢跑、太极拳等较柔和的运动方式。

（3）阳虚质（怕冷派）

阳虚体质的人最大体征是性格沉静内向，身体怕冷，一吃凉东西就腹泻、小肚子一吹风就疼，主要是体内阳气不足造成。常感手脚冰冷，畏寒怕冷，有严重的人甚至在夏天都要穿上毛衣或棉衣。

养生建议：饮食上可适量食用温阳的食物，如韭菜、羊肉、桂圆等；起居上注意保暖，避免受凉；运动上可选择快走、登山等运动量稍大的运动方式。王琦院士说“生姜是还魂汤，还有每天半小时晒太阳养阳气也非常重要”。

（4）阴虚质（缺水派）

阴虚体质的人体型瘦、性子着急、爱喝水、害怕夏天，但身体还是缺水。阴虚质的人常感到口干舌燥，易上火，有时候会心里感觉炽热，脾气也急躁。

养生建议：饮食上可适量食用滋阴润燥的食物，如百合、雪梨、银耳等；起居上注意调节情绪，保持心态平和；运动上可选择瑜伽、太极拳等有助于养阴的运动方式。王琦院士说，这类人群可多吃鸭肉、芝麻、藕、丝瓜、银耳等有滋补功能的食物，少吃龙眼和荔枝。“他们不太适合三伏天锻炼身体，只适合做中小强度、间断性的身体练习，游泳和太极拳、八段锦等动静结合的传统健身项目比较适合。”

（5）痰湿质（痰派）

痰湿质的人常感到身体沉重，舌苔厚腻，身体肥胖。“肚子胖嘟嘟的、脸上油呼呼的、睡觉打呼噜的，就是典型的痰湿体质。”王琦院士说，痰湿体质的人最大特征是肥胖，需要减肥，但不能陷入减肥的误区。

养生建议：饮食上可适量食用健脾祛湿的食物，如薏米、冬瓜、山药等；起居上注意保持环境干燥，避免潮湿；运动上可选择游泳、散步等有助于排湿的运动方式。“比如，大运动量的运动、短时间运动、快速爆发的运动，都会让人越练越胖。相反，划船、游泳、爬山、蹬自行车等中小强度、较长时间的全身有氧运动，非常适合痰湿体质的人群。”

（6）湿热质（长痘派）

湿热质的人常感到口干口苦，易长痘，大便不畅，偏爱吃辣。湿热体质的人性子急躁，外形最大的特征是到了四、五十岁还在长“青春痘”。

养生建议：饮食上可适量食用清热利湿的食物，如绿豆、芹菜、西瓜等；起居上注意调节室内湿度，避免潮湿；运动上可选择慢跑、羽毛球等有助于排湿的运动方式。“湿热体质的人首先要学会转移情绪、培养广泛的兴趣爱好。”王琦院士说，这类人适合做大强度、大运动量的锻炼，这对他们是一种寻找心理畅快的方式。另外，酒是形成湿热体质的推手，长期饮酒或饮酒过量会酿成湿热，因此湿热体质尤其要避免过多饮酒。

（7）瘀血质（长斑派）

瘀血质的人常感到面色晦暗，易出现蝴蝶斑、雀斑、老年斑。王琦院士说，想让血脉畅通无阻，就必须预防血瘀体质的产生。血瘀体质的人最具特征的表现是面色晦暗、不红润，甚至皮肤上很多色素沉着。

养生建议：饮食上可适量食用活血化瘀的食物，如山楂、红糖、黑木耳等；起居上注意保持心情愉快，避免情绪波动；运动上可选择瑜伽、太极拳等有助于舒缓身心的运动方式。“开心快乐每一天是最好的礼物，中小负荷、多次数的体育锻炼是他们最简便、最经济的运动调体方式。”他说，山楂、玫瑰花茶、酸醋对他们活血化瘀、行气有比较好的效果。

（8）特禀质（过敏派）

特禀质的人是指一类特殊人群，易患过敏性疾病或遗传性疾病。特禀体质是九种体质中比较特殊的一种，主要是一种过敏体质，与父母遗传有关，也包括后天环境因素和药物过敏。王琦院士指出，这些人表现为过敏性鼻炎、过敏性哮喘、荨麻疹、湿疹等，也就是将容易发生过敏反应和过敏性疾病的人称之为“过敏体质”。

养生建议：饮食上避免食用易致敏食物，注意均衡营养；起居上注意保持室内环境卫生，避免接触过敏原；运动上可根据个人情况选择适当的运动方式。常练“六字诀”中的“吹”字功，以调先天，食用灵芝、山药、乌梅有调节免疫的作用，有荨麻疹的人可以用新马齿苋洗净擦患处。

（9）气郁质（郁闷派）

气郁质的人常感到情绪低落，抑郁脆弱，易失眠多梦。“忧郁的眼神、低落的情绪，《红楼梦》里的林妹妹就是典型的气郁体质。”王琦院士说，从临床病人来看，气郁体质更容易缠上女性。这一方面是情感所伤，另一方面是心理和社会因素引起，他们总把自己逼迫太紧了，急迫或强求自己做一些做不到的事情。

养生建议：饮食上可适量食用疏肝理气的食物，如玫瑰花茶、菊花茶等；起居上注意调节情绪，保持心情舒畅；运动上可选择散步、瑜伽等有助于放松身心的运动方式。

2. 国医大师王玉川细说体质养生窍门

作为“内经研究领军人”，王玉川教授的体质理论源于《黄帝内经》中的体质学说，并结合了自身的实践与研究加以延伸。他将各种易患病的体质总结出来，主要有阴虚、阳虚、气虚、血虚、阳盛、痰湿、血瘀、气郁八大类型，并一一给出了调理建议。

（1）阴虚体质

体质特点：形体通常比较消瘦，午后会出现面色潮红、口咽少津之症，且常有心中生烦、手足心热、失眠、大便干燥、小便黄等现象，不耐春夏，多喜冷饮，脉细数，舌红而少苔。

饮食调养：宜多吃芝麻、糯米、蜂蜜、乳品、甘蔗、蔬菜、水果、豆腐、鱼类等清淡食物，并食用沙参粥、百合粥、枸杞粥、桑葚粥、山药粥。有条件者，可食用燕窝、银耳、海参、淡菜、龟肉、蟹肉、冬虫夏草、老雄鸭等。而葱、姜、蒜、韭、薤、椒等辛辣燥烈之品应少吃。

体育锻炼：运动不宜过于激烈，太极拳、八段锦、内养操等较为适合。气功宜选固精功、保健功、长寿功等，着重练习功法。

药物养生：阴虚体质者可长期服用首乌延寿丹，也可随阴虚部位和程度而调补。如肺阴虚，宜服百合固金汤；心阴虚，宜服天王补心丸；脾阴虚，宜服慎柔养真汤；肾阴虚，宜服六味丸；肝阴虚，宜服一贯煎。

（2）阳虚体质

体质特点：大多形体偏胖，有的人还会面色泛白，平常畏寒喜暖，手足不温，小便清长，大便时稀，唇淡口干，常会自汗，脉沉而乏力，舌体淡胖。

饮食调养：宜多食羊肉、狗肉、鹿肉、鸡肉等壮阳食品。夏日三伏，每伏可食附子粥或羊肉附子汤一次，配合天地阳旺之时，以壮人体之阳，最为有效。

体育锻炼：体育项目当据体力强弱而定，散步、慢跑、八段锦、太极拳、五禽戏、内养操、工间操、球类活动和各种舞蹈活动等皆可选择，亦可常做日光浴、空气浴。气功宜做强壮功、站桩功、保健功、长寿功。锻炼须坚持不懈，每天进行 1 ～ 2 次。

药物养生：通常可选用补阳祛寒、温养肝肾之品，常用药物有鹿茸、杜仲、续断、巴戟天、肉苁蓉、海狗肾、蛤蚧、淫羊藿、仙茅、冬虫夏草、补骨脂、核桃仁、菟丝子等，而成方则可选用金匮肾气丸、右归丸及全鹿丸等。如果是偏心阳虚，则可选用桂枝甘草汤加肉桂常服，虚甚者可加人参；偏脾阳虚者，可选理中丸，或附子理中丸；脾肾两虚者可用济生肾气丸。

（3）气虚体质

体质特点：一般形体或消瘦或偏胖，面色苍白，说话声音低怯，常会自汗，运动的时候尤其汗多，且有体倦健忘之症，舌淡苔白，脉虚弱。

饮食调养：可常食粳米、小米、黄米、糯米、大麦、山药、马铃薯、大枣、籼米、胡萝卜、豆腐、香菇、鹅肉、鸡肉、鹌鹑肉、牛肉、狗肉、兔肉、青鱼、鲢鱼。若气虚甚，可选用人参莲肉汤补养。

体育锻炼：须坚持做养肾功，其功法如下。

屈肘上举：端坐，两腿自然分开，双手屈肘侧举，以两胁部感觉有所牵动为度，随即复原，可连做10次。

抛空：端坐，左臂自然屈肘，置于腿上，右臂屈肘，手掌向上，做抛物动作3～5次，然后，左右手互换，右臂放于腿上，左手做抛物动作3～5次，每日可做5遍。

荡腿：端坐，两脚自然下垂，先慢慢左右转动身体3次，然后两脚悬空，前后摆动10余次。

摩腰：端坐，宽衣，将腰带松开，双手相搓，以略觉发热为度；再将双手置于腰间，上下搓摩腰部，直至腰部感觉发热为止。

药物养生：平素气虚之人宜常服金匮薯蓣丸。脾气虚，宜选四君子汤，或参苓白术散；肺气虚，宜选补肺汤；肾气虚，多服肾气丸。

（4）血虚体质

体质特点：通常面色苍白无华，或萎黄如蜡，唇色略显淡白，不耐劳作，容易失眠，舌质较淡，脉细无力。

饮食调养：平日可多吃如黑木耳、菠菜、胡萝卜、荔枝、松子、猪肉、羊肉、牛肝、羊肝、甲鱼、海参、平鱼等补血养血的食物。

起居调摄：要谨防“久视伤血”，不可劳心过度。

药物养生：可选服当归补血汤、四物汤、归脾汤。若气血两虚，宜选八珍汤、十全大补汤、人参养荣汤，亦可改汤为丸常服。

（5）阳盛体质

体质特点：多形体壮实，面色红赤，声高气粗，喜凉怕热，平日喜食冷饮，小便赤热，大便熏臭。

饮食调养：此类人忌辣椒、姜、葱等辛辣燥烈食物，宜少食狗肉、鸡肉、牛肉、鹿肉等温阳食物，忌酗酒。但是，可以多吃蔬菜、水果，如香蕉、西瓜、柿子、苦瓜、番茄、莲藕等。

体育锻炼：游泳是首选锻炼项目，此外，如跑步、武术、球类等，也可根据爱好选择。

药物养生：可以常将菊花、苦丁茶用沸水泡服。大便干燥者，宜选麻子仁丸，或润肠丸；口干舌燥者，宜选麦门冬汤；心烦易怒者，宜选丹栀逍遥散。

（6）血瘀体质

体质特点：通常面色晦滞，口唇色暗，眼圈黯黑，肌肤干燥，舌紫暗或有瘀点，脉细涩。

饮食调养：可常食桃仁、油菜、慈姑、黑大豆等活血祛瘀的

食物，酒可少量常饮，醋可多吃，山楂粥、花生粥亦颇相宜。

体育锻炼：多做有益于心血管的活动，如各种舞蹈、太极拳、八段锦、动桩功、长寿功、内养操等，最好全身各部都能活动。

药物养生：可选用活血养血之品，如地黄、丹参、川芎、当归、五加皮、地榆、续断、茺蔚子等。

（7）痰湿体质

体质特点：通常形体肥胖，皮松肉弛，平素喜肥甘之物，神倦身重，嗜睡懒动，口中常感黏腻，或大便溏稀，脉濡而滑，舌体胖，苔滑腻。

饮食调养：平素少食肥甘厚味之品，酒类也不宜多饮，切勿过饱。可多食白萝卜、荸荠、紫菜、海蜇、白果、大枣、扁豆、洋葱、枇杷、薏苡仁、红小豆、蚕豆、包菜等等健脾利湿的食物。

体育锻炼：当长期坚持体育锻炼，散步、慢跑、球类、武术、八段锦、五禽戏以及各种舞蹈均可选择，活动量应逐渐增强。气功方面，以

站桩功、保健功、长寿功为宜，加强运气功法。

药物养生：因肺失宣降，津失输布，聚液生痰者，可选二陈汤；因脾不健运，聚湿成痰者，可选六君子汤，或香砂六君子汤；若肾虚不能制水，水泛为痰者，可选金匮肾气丸。

（8）气郁体质

体质特点：形体消瘦（也有偏胖的情况），面色苍白或萎黄，有的时候急躁易怒，易于激动，有的时候又忧郁寡欢，胸闷不舒，时欲太息，舌淡苔白、脉弦。

饮食调养：平素可少量饮酒，以畅通血脉；多吃一些佛手、荞麦、橙子、韭菜、茴香菜、大蒜、火腿、高粱、刀豆、香橼等行气的食物。

体育锻炼：宜多参加旅游活动。气功方面，以强壮功、保健功、站桩功为主，着重锻炼呼吸吐纳功法。

药物养生：常用香附、乌药、川楝子、小茴香、青皮、郁金等疏肝理气解郁药为主组成的方剂，如越鞠丸。若由气郁引起血瘀当配伍活血化瘀药。

王玉川教授曾在书中指出："体质不是固定不变的，外界环境、发育条件和生活条件的影响，都有可能使体质发生改变。因此，对于不良体质，可以通过有计划地改变周围环境，改善劳动、生活条件和饮食营养，以及加强体格锻炼等等积极的养生措施，提高其对疾病的抵抗力，纠正其体质上的偏颇，从而达到防病延年之目的。"如果您感觉自己体质存在偏颇，不妨试一试王老的体质养生法，相信一定会如他所说，"达到防病延年之目的"。

二、不同年龄养生要点

1. 幼儿重在调饮食、适寒温

中医学认为小儿的体质属于稚阴稚阳，具有机体柔、气血未盛、脾胃薄弱、肾气未充、腠理疏松、神气怯弱、筋骨未坚等特点。此学说从阴阳角度说明了小儿时期的机体，无论在形体方面还是生理功能方面，都处于相对不足的状态，需要随着年龄的增长而不断生长发育，才能逐渐成熟、充盛。东汉时的儿科专著《颅囟经》里记载了3岁以下的小儿属于“纯阳之体”意即元气未散，生机蓬勃，生长发育迅速，就像旭日初升，就像春天刚萌芽的花木欣欣向荣。正因如此，小儿对病邪的侵袭或药物的攻伐耐受能力较弱，比成人更容易患病，患病后更容易出现各种并发症。因小儿呼吸系统和消化系统功能薄弱；容易患上呼吸道感染、气管炎、肺炎、肠炎等疾病。明代医家万全系统提出了小儿“三有余、四不足”的体质特点，即阳常有余，阴常不足；肝常有余，脾常不足；心常有余，肺常不足，肾常不足。并就小儿养育的不同阶段，提出了“育婴四法”，即“预养以培其元，胎养以保其真，蓐养以防其变，鞠养以慎其疾”，对后世的儿童保健产生了重要影响。

小儿年幼，饮食、寒暖不知自调，多赖父母保之，所伤之道有二：一为饮食，一为外感，少七情内伤。小儿饮食贵在有序、有时、有节，培养良好的饮食习惯，杜绝挑食、偏食等，减少零食尤其是高热量、高脂肪食物的摄入。小儿衣物以棉质为佳，既透气，又吸汗。随天气变化及时增减衣物，比健康成人多穿一件即可，厚衣易汗，受风即易患病。古语云：“四时欲得小儿安，常要三分饥与寒。”

小儿对各种传染病的抵抗力较弱，要按时完成各种基础免疫。此外，年幼儿多缺少生活自理能力，没有或者缺乏对周围环境危险状况的判断能力，容易受到意外伤害，如水火烫伤、跌扑损伤、误食毒物或药物、误吸异物等。

养育孩子不但要让他吃饱穿暖、读好的学校及拥有一定特长，还要训练他的行为，驯养他的精神，从小养成好习惯，具有平和、自然的心态。满足他的欲望要适可而止，他想要的东西要通过努力才能得到，让他从小就知道做人不可以贪婪，做事要善始善终，生活要有规律，不要熬夜，不要恣情纵欲。

下面介绍几种儿童保健常用的方法。

（1）药袋法

根据小儿体质情况，选用苍术、白芷、砂仁、丁香、肉桂、甘松、豆蔻、沉香、檀香等芳香类药物，研成细末，制成香、兜肚等，经常佩带，具有辟秽解毒，增进食欲，防病治病的作用。

（2）推拿法

推拿疗法具有促进气血循行、经络畅通、脏腑调和的作用，常用于5岁以下小儿的泄泻、腹痛、厌食、痿证、斜颈等疾病。常用推、揉、按、摩、掐、拿、捏等手法，应轻快柔和，穴位多选上肢部的六腑、天河水、三关掌部的大肠、脾土、板门，背部的大椎、七节骨、龟尾，腹部的膻中、天枢、神阙、丹田等。

（3）捏脊法

捏脊疗法是小儿常用的一种推拿方法，此法通过对督脉和膀胱经的按摩，可以疏通经络，流通气血，调整脏腑功能以防治疾病。具体手法如下小儿俯卧，施术者两手半握拳，两食指抵于背脊之上，再以两手拇指伸向食指前方，合力夹住肌肉提起，然后食指向前，拇指向后退，做翻卷动作，两手同时向前移动，自长强穴起，一直捏至大椎穴止，如此反复3～5次，捏到第3次后，每捏3次，将皮肤提起1次，每天1次，6天为1疗程。此法禁用于背部皮肤有感染或患紫癜等疾病的小儿。

2. 老年重在养心

天道循环，盛极必衰，逐渐步入老年是人生的自然规律，无论人们再怎么不愿意都是不可避免的，此时业已看遍了人间的花开花落、云卷云舒，应该怀有一颗淡定的心。历代名家的养生铭是“童心、蚁食、龟欲、猴行”即多活动，少欲望，七分饱，赤子心。其中，龟欲与童心均属养心范畴。

（1）省心养性

曹庭栋在《养生随笔》中强调老年养生首重省心养性，平时居处宜养静，静者寿，而躁者夭。心神清净就是孔子所说的“发愤忘食，乐以忘忧，曾不知老之将至”。外感之邪，适寒温可除之，至于七情内动，喜、怒、忧、思、悲、忍、惊，发则戕人五脏六腑，其害匪浅，此非心定不足以制之。心定则不思声色胜负，不思得失荣辱。庄子曰：“平易恬淡，则忧患不能入，邪气不能袭，故其德全而神不亏。”

省心养性之道万千，随人所取。至此想起一则逸事，唐代时有一位老人家叫柳公度，已经80岁了还身板硬朗，有人就问他有何养生之术，他回答：“平生未尝以脾胃熟生物，暖冷物，不以元气佐喜怒。”

【国医大师如是说】

养心是保持脏腑功能健康运行的基础，国医大师邓铁涛[118]每天早晨醒来，都会在床上调整呼吸吐纳，通过静坐、入定、冥想等方法安定心神，并将其当作一门祛病保健、调养身心的方法。“调情志”与国医大师邓铁涛[119]的“养心”法不谋而合。邓老强调，养生勿忘养心，“人若想健康长寿，除了要有健康的体魄外，还要有一个好的精神”。因此，邓老平素注重情志的调节，通过研读经典、练习书法、静坐冥想等方式养心，五脏相关，达到心脾同调的效果。同时，邓老每日下午均站桩并自我按摩足三里等穴位20分钟，以达到静心养神、调理脾胃的功效。

国医大师阮士怡[120]对患者和学生都很和蔼，从来不较真也不发火，遇事宽和包容，这让他的心态得以保持长久的平和。遇到生气的事情不发作，他一般通过自我调节让火气慢慢消散。阮老的女儿说爸爸从来没有对孩子们发过脾气，学生说和阮老相处的数十年里几乎没见老师发过脾气，什么事在他那都不着急，他都会有条不紊地处理。

国医大师王玉川认为[121]清静养神清静，是指精神情志保持淡泊宁静的状态。因神气清静而无杂念，可达真气内存、心神平安的目的。此处之“清静”是指思想清静，即心神之静。心神不用不动固然属静，但动而不妄动，用之不过，专而不乱，同样属于“静”。清静，主要是思想专一，排除杂念，不见异思迁，想入非非，而是要思想安定，专心致志地从事各项工作、学习。其方法主要包括：①少私寡欲，少私是指减少私心杂念；寡欲，是降低对名利和物质的嗜欲。②养心敛思，养心，即保养心神；敛思，即专心致志，志向专一，排除杂念，驱逐烦恼。

中医认为百病源于“七情六欲”，即人的健康与精神面貌息息相关。因此国医大师张琪[122]认为，要根据老年人持有的生理、心理特点平调整精神状态，做到乐观豁达、心安少欲，因此要继续追求适合自身状况的志趣，做到有所寄托而使大脑始终处于良好功能状态，这样才能心态平衡而增强免疫功能，就不会受到疾病的侵害。人们都说，在生活中，张琪是个俭朴随和的人，除了中医以外，什么都可以随便。烟酒不沾，饭菜随意，从不进补，也不做专门的疗养。不苛求情调，不附庸风雅，不贪图享受。性格随和，不急不火，很少见盛怒。这也是他健康长寿的重要原因。

国医大师关幼波[123]经常说：“得病，都是外因通过内因而起作用，心情不畅就容易得病。人生一世，哪可能事事都顺心如意？因此要学会在逆境中保持心情舒畅，这是养生的妙方。”长寿的人普遍都是情志舒畅者。尤其对老年人而言，本来脏腑机能就已经衰退，若能保持良好的情绪，让每天的日子格外舒畅，就会感觉生活幸福，当然有助于健康和长寿。

国医大师李佃贵[124]认为情志养生即是清心之浊毒，为养生之首要，比饮食、运动及治疗更为重要，情志舒畅，神凝气聚方能养生。对于情志养生李老有其独特的总结，即“智者寿”“仁者寿”及“乐者寿”。“智者”勤于学习，科学用脑，活到老，学到老，丰富精神生活，延缓大脑衰老；“仁者”怀有仁爱之心，心地善良，胸怀宽广，待人宽厚；“乐者”善于保持积极乐观的心态，不忧愁、不悲虑。李老常说对于情志养生，善良是营养素，宽容是调节阀，乐观是不老丹，淡泊是免疫剂。人应该具备善良、宽容、乐观及淡泊名利的内在品质，才能看清、看懂、觉悟人生的真正含义，祛除心之浊毒而健康长寿。

（2）适其饮食

老年人脾胃既弱，饮食之道宜软、宜节制。华佗认为食物有三化：“火化，烂煮也；一口化，细嚼也；一腹化，入胃自化也。”老年人多齿牙不坚，而脾胃已弱，故需常借烂煮以助消磨水谷，并加细嚼慢咽，以利吸收更多营养物质供身体需要。经常吃粥对人体有益，尤其适合老年人，每天早晨空腹吃一碗粥，能推陈致新，生津快胃。陆游的高寿是众所周知的，陆游有诗云：“世人个个学长年，不悟长年在目前。我得宛丘平易法，只将食粥致神仙。”至于节制饮食，则须各人量腹而受，以七分饱为度，《内经》有言：“饮食自倍，肠胃乃伤。”又饭后需缓步数百，以助消化，不可即坐卧，古人以散步为“消摇”，意即摇动其身以助消食也。

【国医大师如是说】

遵饮食十宜，享幸福晚年——国医大师李辅仁给老年人的饮食建议

出身中医世家的李辅仁教授长期负责党和国家领导人的医疗保健工作，屡起沉疴，被称赞“用药得当，可以通神”。当然，作为一名老中医，李教授对传统医学所倡导的“良医治未病”的思想极为赞同，因此与治病相比，他更加注重防病，而在诸多的防病方法中，他尤其青睐“食养”。

在一篇阐释老年人日常保健的文章中，李教授写道，老年人的饮食与情绪，直接影响到健康与长寿。李辅仁教授在《养生颂》中指出：“已饥方食，未饱先止，散步逍遥，务令腹空。当腹空时即便入室。不拘昼夜，坐卧自便。”提醒老年人要注意每餐不能吃得过饱，食后要适当运动，尤忌饭后即躺下休息的不良习惯。《养生杂录》中的“怒后勿食，食后勿怒，饱食勿便卧”，也说明饮食与情绪的调养很重要。许多疾病发生在进餐过程中或进餐后，大怒后易发生脑溢血，长期不良精神刺激易产生胃及食道癌变，应引起老年朋友的注意，最好要保持清心舒畅的用餐环境。

李教授不仅整理了古人的养生经验，同时也结合自身的养生实践，总结出了一整套老年人饮食的科学规律，共包括十大要素，称之为“饮食十宜”，对老年人的健康长寿十分有帮助。具体如下：

一宜：饮食宜广食

李老也和很多国医大师一样，提倡饮食多样化，要杂食。老年人在日常饮食中要尽量做到不偏食，荤素搭配，精粗粮交替食用，品种多样化。那些患有冠心病、高血压病的老年人，不宜吃过多脂肪含量高的食物，如肥肉、蛋黄、肥鸭等，但应在其他饮食中补充营养，如蛋羹、豆类、脱脂牛奶、豆浆、鱼等可补充蛋白质，这样就能使营养均衡。

二宜：饮食宜少吃多餐

李老指出，老年人的消化功能和年轻人比起来已经大大减弱，因此饮食要有度，不可暴饮暴食，最好少吃多餐，在三餐之间可增加适量滋补食品作点心，例如银耳羹、银耳冰糖枸杞子羹、蛋羹莲子羹等。有慢性消化系统疾病的老年人，最好每日五餐，并合理进行营养搭配。

三宜：饮食宜软、宜烂

李老指出，老年人不仅消化功能变差，牙齿大多也脱落了，因此不宜进食硬食，所吃食物要软、烂，例如主食米饭、馒头要煮烂蒸软，肉食要炖烂，菜粥也要尽量煮软。

四宜：饮食宜细嚼慢咽

李老还告诫老年朋友们，进食时要注意细嚼慢咽，这样可以多分泌唾液，帮助消化，减轻胃肠功能负担。此外正常分泌的消化液还能帮助杀菌。

五宜：饮食宜温

李老还指出，老年人饮食要冷热适宜，不宜过热，否则会烫伤食道及胃，易诱发食道及胃癌变；但同时，过冷又极易损伤脾胃，影响消化和营养的吸收，所以宜温。

六宜：饮食宜新鲜清洁

老年人饮食要注重健康卫生，最好不要吃隔夜的食物，或在冰箱存放过久的食物。尤其在夏季，不要吃不卫生的食物，夏季最好不吃罐头食品。另外，多吃新鲜蔬菜，水果要洗净，以免引发消化道疾病。

七宜：饮食宜清淡

李老指出，老年人饮食要保持清淡。一定要少食盐，以减少对脑血管的刺激，尤其患高血压的病人更宜少吃盐，少吃或不吃油炸食品，以免影响消化。

八宜：饮食宜早

老年人三餐均宜早。尤其晚餐，宜食软烂食物，如粥、羹之类，且不可多食，最重要的是晚上不宜太晚进餐，以保持胃肠的充分消化吸收。老年人最好在晚餐两小时后再入睡。

九宜：饮食环境宜静

老年人要注意用餐的环境。环境宜安静，最好进餐过程中不交谈、不生气，以防不良刺激影响肠胃的蠕动和消化，避免出现脑血管意外等突发疾病。

十宜：饮食宜有所忌

李老此处所说，主要针对老年人饮食与疾病的禁忌。根据疾病的属性寒、热、虚、实，表、里、上、下，参照五脏六腑及病因、病性、病位，结合食物的性、味是否与药物相克等相关因素，归纳总结出针对疾病治疗的饮食禁忌。主要有以下几点：

①胃热病人，禁食辛辣食物，如生葱、生蒜、辣椒等。

②高血脂病人应禁食动物内脏、动物脂肪，少食肥肉等。

③胃寒病人宜禁食生冷油腻的食物。

④肾病病人宜限制蛋白质的摄入量。

⑤糖尿病病人宜禁食糖，少吃甜食。

另外，生冷食物不利于寒证，不利于泄泻病人及胃肠虚寒者。外感风寒的病人，不宜食过于油腻的食物等。老年人应适当多吃些蘑菇、核桃、红枣、花生、蜂蜜等。

（3）睡眠安和

在老年养生中睡眠安和也很重要，因睡眠能使身体得到充分休息，白天生活起来才精力充沛，未见整日操劳，少眠少休而得享高寿者。老年人睡眠本少，有事萦心便难以安寐，还须放宽心，慢慢睡，实在睡不着可起身饮酒少许，于室内缓步，或阅书报，切不可焦躁，若再不慎饮茶、喝咖啡、吸烟等，则入寐越发不易尔。孙思邈云："半醉酒，独自宿，软枕头，暖盖足，能息心，自瞑目。"

（4）动形达郁

老年人要勤动，因坐卧久则络脉滞，需时时活动以助气血流通，可以消谷，可以防病，可以强体，所谓"流水不腐，户枢不蠹"是也。《吕氏春秋》中提出养生要动形达郁，即活动形体是使人精气流通以保障生命活动正常的有效措施。可以选择适于老年人的运动，如太极拳、太极剑、八段锦及华佗五禽戏等。

（5）勤于用脑

不仅身体要动，头脑也要经常运转，例如适当读书看报、习棋玩牌、品鉴书画等。读书可使人进入专注状态，陶冶性情，又能使大脑活跃，产生一种叫神经肽的高级化学物质。神经肽可以增强细胞免疫力，有益健康。外国科学家分析大量资料后得出结论，只有脑运动才能直接促进脑健康，通过大脑协调全身功能，获得健康长寿。目前，有的人退休之后，不阅读，不思考，甚至悲观消极，找不到生活的乐趣，这种情况下很容易患老年痴呆症等疾病。

【国医大师如是说】

用则进，废则退。国医大师李辅仁[125]说，一个人的精神寄托很重要，若自己60岁就退休，就没今天这样好的身体，身心健康均在于运动，“用则进，废则退”。每天保持适量的运动是延年益寿的灵丹妙药。他是中央保健医生，现在仍坚持每天上班，一周除了门诊，还要随时出诊、会诊。他认为看病出诊可以防止脑筋老化，工作的繁忙，非但没有使他感觉累，反而越发感到生活充实。

动静适度生命在于运动，体育锻炼可以促进人体气血流通，增强脏腑功能活动，对养生益寿大有帮助。国医大师颜正华[126]年轻时就经常运动，50岁时，每天清早起来还要围着400米一圈的操场跑上三五圈。颜老还常常打太极拳、散步、练书法。颜老说：“老年人最适合打太极拳、慢跑、广播操、散步等运动方式。要提倡老有所为，不论脑力劳动或体力劳动，做些力所能及对社会有益的工作，也是体育锻炼的一部分。此外，还可以做些自己爱好的事，如种菜、种花、绘画、书法等，都能得到锻炼，提高生活乐趣，对身心健康、延缓衰老很有好处。”当然老年要注意避免过度劳累，明代“劳极则精罢”，折寿损年。

国医大师朱良春[127]高寿的另一个原因是经常动脑老人坚持“每日必有一得”我没有什么嗜好，唯一的乐趣就是读书。每天晚上临睡前，我都要回顾自己今天有没有获得什么新的知识和体会，如果没有，我一定要去翻书看报，直到发现哪个观点特别好、句话特别精彩，我才能酣然入睡。这个习惯我已经养成很多年了，我觉得这是一种精神上的填补，让我不会感觉自己精神空虚，从而心安理得地入眠。在业务上，老人曾先后研制了“益肾蠲痹丸”“复肝丸”“痛风冲剂”等中医新药，获部、省级科技奖，并著有《虫类药的应用》《章次公医案》《医学微言》《朱良春用药经验集》《中国百年百名中医临床家丛书国医大师卷》等10余部著作，撰写学术论文180余篇绝大多数都是挤时间写的，我以此为乐，使精神有所寄托。不仅如此，老人每天晚上还有一项分外的工作，那就是回复患者的来信咨询，这占据了他相当多的时间和精力。其实朱老的弟子甚多，其子女大多也继承他的事业，看信回信之类的事大可不必老人亲自来做，然而老人认为，看信回信也是在替人看病，同时也是一种用脑活动。如今老人年近期颐，但思维依然清晰，这不能说和他经常用脑这一原因无关。

（6）心有所寄

人至老年，仍应有所依，有所牵，此乃生存之道也，生命之本原也。你或许想当一个史学家、考古学者、书法家、社会学家、时事评论家等。而我在诊病之余时常练习书法。书法艺术中广泛渗入了中医的养生思想，写字时要先静下心来，排除各种干扰，尤其是在书写一副完整的书法作品时，先要了解、熟读甚至默记所要写的内容，研究其含义，诗词类的作品更要领略其意境，然后专注于写字之中，凝神静思，考虑其笔法、章法、墨法，做到心中有数，默然运行，大胆落笔，这时就进入到意专气聚的境地，气随意生意从气运，情随意转，使自己的思想情趣同作品内容以及运笔融为一体。这种静虑凝神，心不外驰的过程，静中有动，动中有静，达到了物我两忘的境界。通过运笔前的准备及运笔过程，一方面排除杂念，神情专注，专则虽用不劳，志定神凝，另一方面又充分调动了内部脏器的功能活动，使阴敛阳密，气血协调，使动与静处于统一之中，长久如此，对身心健康都大有裨益。

【国医大师如是说】

除了经常散步之外，适当用脑也是运动的一部分。国医大师刘柏龄[128]的观点是，老年人多看书读报，多提笔写字，可刺激脑细胞，使其经常处于兴奋状态，可以避免老年痴呆。他的一生除了看书、医病、做学问、搞科研，就再也没有别的爱好了。下班回家后，最大的爱好还是看书，他这一辈子几乎都是手不离书，爱书成癖。在读书中，淡泊宁静，洗涤灵魂，感受美好的人生。

国医大师李振华[129]认为坚持门诊看病，为病人解除了病痛，他内心无比欣慰，也有益于脑力活动，一举多得（现年事已高，已不出诊）；在带徒弟和传承学术经验中，他感受到为中医药事业培养人才的责任感，内心充实和满足，同时也启发他经常思考问题，增强了思维分析能力，加上常与青年人相处，增加了活力，振奋了精神（仍有带教、授徒）。如今，已至耄耋之年的李老，仍然坚持每天读报。李老对记者说，读报不仅能及时了解国际国内大事，掌握医药卫生政策和中医药信息，还能锻炼脑力，也是养生的一种办法。

国医大师朱良春[130]常说，大脑用则进，不用则退。读书是最好的脑部运动，非保健品能比。它可增强思维能力，促进大脑细胞新陈代谢，预防早衰和老化，并可协调控制全身的功能。俗话说，养身要动，养心要静。练习书法既有动又有静，可以延缓大脑老化，对机体起到调节、修复作用。

国医大师邓铁涛说[131]，多年的书法练习，让我在提起毛笔不久后心情便会安宁下来，甚至可达到“入静”的状态。当然，人们在弹琴、下棋、画画时也可取得此等功效。人们只要能全身心地投入到一项活动中去，必可取得意想不到的养生效果。

国医大师裘沛然[132]年轻时就“不爱风月爱风云”“读万卷书，行万里路”，及至老年，“浪迹书海一老翁”。读书是其一大乐事，他精熟文史，谈吐隽永，对《孟子》情有独钟，不少精彩的篇章至今尚能一字不差地吟诵，对古诗词的造诣也相当深厚。

国医大师徐景藩[133]认为，读书养性是莫大之乐，特别是对中医经典著作的各家学术，我反复阅读，温故知新，其中乐趣，难以言表。我把“心无机事，案有好书”作为养生座右铭。除了读书临证，空闲时我还喜欢泼墨挥毫，临摹名家法帖，曾经一气呵成王羲之的《兰亭集序》，字如行云流水、沉稳端庄。我认为书法为“纸上的太极、墨上的气功”，可陶冶人的性情，修心养性，排除心中的忧虑和烦恼。从书法艺术中吸取精神营养，是一种高尚的艺术享受。自幼喜爱音乐的我，一生中没有离开过乐器，业余时间也常拉拉、弹弹、吹吹。到了老年，我改学电子琴，学习、工作之余，自娱自乐，有益身心。

（7）慎药

生了病当然要吃药，但不能乱吃药，尤其是所谓的各种补药、保健品之类。清代医家余听鸿有言：“国家无事，不可论兵，人身无病，不可论药，一载动兵，十载不平，一日服药，十日不复，治国保身，俱一贯也。”因为药物都有一定的偏性，治病是以药物的偏性来纠正人体的失衡，补偏救弊，无故服药多遗祸害。人上了年纪总觉得自己身体虚了，需要进补，喜欢服用各种补药，如虫草、人参等。曾见有人服用人参后出现胸闷脘胀、流鼻血等，此皆补药之害也。因此，患病要在医生的指导下用药，不要自己想当然，即使是非处方药品也要咨询专业的医生才能使用，以免对机体产生不必要的损伤。

慎用补药

老年人的体质一般较弱，适当服用一些补药，对身体很有帮助。正确使用补药能够增强人的体质，提高身体的免疫功能，防治老年病，还可以延年益寿。如果使用不当或盲目滥补，则会对身体造成损害，促进机体的老化，甚至造成一些副作用。因此，老年人服用补药应注意。中医理论，讲究“辨证施治”的治疗原则。“补”是针对“虚”而言的人。人到老年，精血日渐衰亏，身体虚弱，身体的正气不足，中医认为是“虚症”如阴虚、阳虚气虚、血虚、脾虚、肾虚等都是虚症的表现，要有针对性地进补进补不对症，等于做了无用功，甚至适得其反，引起不良反应。服用补药应注意以下几点：

要辨证施治。所谓“补”就是补病人之虚亏和不足。要进补首先要弄清病情。如鹿茸、红参是温补药，阴虚火旺者不宜用，否则可导致口干舌燥、咽痛便秘、烦躁不安；天冬、女贞子、枸杞子是滋阴的药，但阳虚痰湿重者不宜服用；当归、阿胶、熟地黄是养血药，对血虚者有补益作用，但服用时间过长会影响食欲，造成腹泻。此时，不明病因滥服补药，相当于火上浇油，不仅会使病情加重，还可引起其他疾病。所以，必须辨清阴阳虚实，才能对症进补，千万不要滥服补药。

不宜大补、急补。由于老年人的脾胃功能也和其他脏器一样，随着年龄的增加，功能日渐衰退，消化、吸收能力降低。补药要经过脾胃的消化吸收，才能转换成人体所需要的营养物质。用补药进补，不能急于求成，一口吃个胖子。它是一个循序渐进的过程，时间长了才能显示出效果。如果大补特补，超量服药，不仅药物不能被身体很好地吸收，还会直接伤害本就虚弱的肠胃，引起肠胃不适等不良反应，甚至会诱发其他疾病。

老年人服用补药，宜在冬季补益。中医认为“冬三月者为封藏”意思是冬天养精蓄锐，来年可少得疾病。对患有老年支气管炎、哮喘病，而且一到冬天病情加剧的老年人，应该在夏天进服补药。这在中医叫做“冬病夏治”。

慎用药酒

很多的中老年人喜欢饮用药酒。酒，素有“百药之长”之称，将强身健体的中药与酒“溶”于一体的药酒，不仅配制方便、药性稳定、安全有效，而且因为酒精是一种良好的半极性有机溶剂，中药的各种有效成分都易溶于其中，药借酒力、酒助药势而充分发挥其效力，提高疗效。

药酒虽然是将中药浸泡在白酒中，但中药的有效成分却相当有限，若饮用量过大，则酒精的危害比药效作用大。酒精能抑制甲状腺素的有效分泌，从而使肠道对钙、维生素 D 的吸收率明显下降，使人出现急躁、记忆力减退、心肌收缩无力等不良后果特别是患有支气管哮喘的老年人，更是不能饮用药酒，因为制酒时使用的漂白防腐剂亚硫酸类物质，会引起哮喘发作而加重病情，甚至危及生命。

另外，老年人长时间饮药酒，即使每次饮用的量不大，但由于人到老年，肝肾功能会发生不同程度的减退，所以也会出现酒精的慢性蓄积性中毒，它的危害丝毫不比急性中毒小。因此，老年人应慎饮“药酒”，以免得不偿失。

不要擅自搭配药酒。很多老年人喜欢自己购买药材泡制药酒殊不知这背后存在着很大的健康隐患。中药材配伍之间讲究相生相克，如果不明其中道理，随意配药，往往会使药效大打折扣，甚至还有可能带来副作用，得不偿失。建议在正规药店内购买具有 OTC 认证的药酒品牌。

选购药酒要细看药方。选购药酒不能光看广告，还要看具体疗效。每种药酒的配方都是经过数代名医总结经验呕心沥血之作，远非简单的中药组合而成。目前保健酒种类繁多，一定要购买具有“国药准字”的治病药酒。

选药酒要看时令。很多补类的药酒，容易上火，冬季喝药酒以冬至之后最为适宜，夏季不宜服用。

参考文献

[1] 段富津 – 最好的养生就是道法自然 – 姜元辉，张书明 .

[2] 何若苹 . 国医大师何任教授三因学说养生与生育关系的探讨 [J]. 中华中医药杂志，2014，29（11）：3371–3373.

[3] 顾锡冬，徐光星，何若苹 . 国医大师何任教授养生思想与实践 [J]. 中华中医药杂志，2015，30（06）：1981–1982.

[4] 刘尚昕，王淑君 . 丹心不知老，寒花晚更香——国医大师李辅仁谈养生 [J]. 保健医苑，2014（02）：9–12.

[5] 李俊德 . 国医大师的养生经（一）[J]. 今日科苑，2012（12）：83–84.

[6] 李若楠 ."存正气、通血管" 百岁国医话健康长寿 [J]. 祝您健康，2022，No.420（05）：24–26.

[7] 刘尚昕，王淑君 . 丹心不知老，寒花晚更香——国医大师李辅仁谈养生 [J]. 保健医苑，2014（02）：9–12.

[8] 於悦 . 国医大师的养生宝典 [J]. 中老年保健，2012（10）：60–61.

[9] 秦文军 . 国医大师邓铁涛的"四养"[J]. 家庭医学，2015（03）：49.

[10] 刘尚昕，王淑君 . 丹心不知老，寒花晚更香——国医大师李辅仁谈养生 [J]. 保健医苑，2014（02）：9–12.

[11] 於悦 . 国医大师的养生宝典 [J]. 中老年保健，2012（10）：60–61.

[12] 李俊德 . 国医大师的养生经（一）[J]. 今日科苑，2012（12）：83–84.

[13] 刘尚昕，王淑君 . 丹心不知老，寒花晚更香——国医大师李辅仁谈养生 [J]. 保健医苑，2014（02）：9–12.

[14] 刘尚昕，王淑君 . 丹心不知老，寒花晚更香——国医大师李辅仁谈养生 [J]. 保健医苑，2014（02）：9–12.

[15] 王绍坡，刘小发，杨倩 . 国医大师李佃贵养生道术传承精要 [J]. 中华中医药杂志，2021，36（07）：4325–4327.

[16] 鲍杰 . 国医三代人 24 节气食谱 [J]. 康颐，2018，（01）：34–39.

[17] 邓潇 . 国医大师谈养生 [J]. 临床医药文献电子杂志，2020，7（53）：174+178.DOI：10.16281/j.cnki.jocml.2020.53.119.

[18] 马丽，戴铭，张璐砾 . 国医大师班秀文的养生观 [J]. 中华中医药杂志，

2014，29（11）：3519-3521.

[19] 赵飞 . 国医大师陈可冀：养生先养心，养心靠“吃动”[J]. 祝您健康，2019（11）：14-15.

[20] 国医大师邓铁涛的“四养”之道 _ 张玉芳

[21] 杨玲玲，王济 . 国医大师王琦教授的“牧羊式”养生观 [J]. 中医药通报，2021，20（01）：22-23.DOI：10.14046/j.cnki.zyytb2002.2021.01.010.

[22] 王明洪 .“心态平和非常重要”——国医大师王烈的长寿经 [J]. 保健医苑，2021（05）：10-12.

[23] 李京维 . 名医孟景春的养生经 [J]. 求医问药，2012（12）：46-47.

[24] 柴悦颖 . 名中医的养生之道 [J]. 健康博览，2018（02）：12-13.

[25] 赵非一 .“国医大师”段亚亭：养生不是老年人“专利”——养生贯穿一生，长寿则靠“心态、运动和进补”[J]. 祝您健康，2022（03）：21-23.

[26] 汪尚 . 国医大师：邓铁涛谈养生长寿秘诀 [J]. 健康生活，2011（07）：37-38.

[27] 朱淑芝 . 三位院士、大师的养生方 [J]. 现代养生（上半月版），2019（11）：41-42.DOI：10.3969/j.issn.1671-0223.2019.11.022.

[28] 汪尚 . 国医大师：李辅仁的养生经 [J]. 健康生活，2011（10）：32.

[29] 陈卫卫 . 国医大师关幼波的养生之道 [J]. 家庭医学，2022（08）：50-51.

[30] 海霞 . 李振华养生重在保元气 [J]. 中医健康养生，2015（10）：40-41.

[31] 李友芳 . 国医大师李玉奇的养生妙法 [J]. 求医问药，2011（05）：51-52.

[32] 顾锡冬，徐光星，何若苹 . 国医大师何任教授去“五难”养生实践 [J]. 中华中医药杂志，2016，31（06）：2164-2165.

[33] 高中梅 . 国医大师孙光荣：养生第一要务是养心 [J]. 家庭医学，2020（11）：50.

[34] 陈计智 . 周岱翰认清养生误区，尽享人生乐趣 [J]. 中医健康养生，2019，5（01）：28-30.

[35] 董莉 . 女性关键期咋调理？国医大师告诉你 [J]. 大众健康，2021（05）：70.

[36] 朱良春，朱婉华 . 国医大师谈养生朱良春——我命在我不在天 [J]. 家庭医学，2010（04）：48.

[37] 颜乾麟 . 邓潇 . 国医大师谈养生 [J]. 临床医药文献电子杂志，2020，7（53）：174+178.DOI：10.16281/j.cnki.jocml.2020.53.119. 颜德馨养生法之二：成就仁寿人生 [J]. 家庭医学，2010（03）：48.

[38] 赵耀辉 . 养阴清热，正宜喝茶——国医大师何任的茶疗养生之道 [J]. 家庭医药（快乐养生），2011（05）：22.

[39] 班秀文 . 国医大师班秀文养生经 [J]. 恋爱·婚姻·家庭（养生版），2015（12）：15.

[40] 魏长学 .5 位国医大师的长寿秘诀 [J]. 求医问药，2013（03）：48–49.

[41] 医苑 .10 位高龄国医大师的长寿秘方揭秘 [J]. 今日科苑，2011（24）：126–127.

[42] 柴玉 .“粥”而复始 [J]. 中医健康养生，2016（12）：22–23.

[43] 柴玉 .“粥”而复始 [J]. 中医健康养生，2016（12）：22–23.

[44] 马丽，戴铭，张璐砾 . 国医大师班秀文的养生观 [J]. 中华中医药杂志，2014，29（11）：3519–3521.

[45] 於悦 . 国医大师的养生宝典 [J]. 中老年保健，2012（10）：60–61.

[46] 路洁，路京华 . 路志正养生从脾胃着手 [J]. 中医健康养生，2015（Z1）：81–83.

[47] 章泽钊，钟程，张子圣，梁家芬，李红毅，禤国维 . 国医大师禤国维从“心”论养生 [J]. 广州中医药大学学报，2018，35（05）：904–906.DOI：10.13359/j.cnki.gzxbtcm.2018.05.027.

[48] 秦文军 . 国医大师邓铁涛的“四养”[J]. 家庭医学，2015（03）：49.

[49] 何若苹 . 国医大师何任教授三因学说养生与生育关系的探讨 [J]. 中华中医药杂志，2014，29（11）：3371–3373.

[50] 钟晨 .4 位国医大师的“养生秘诀”，积累一辈子的财富 [J]. 人人健康，2021（11）：58–59.

[51] 何心愉，周红海，秦明芳，韦坚 . 国医大师韦贵康基于“养生先养骨”理念的养生方法简述 [J]. 广西中医药大学学报，2022，25（01）：34–36.

[52] 祝海 . 国医大师李济仁：一杯药茶气血和 [J]. 江苏卫生保健，2020（08）：42.

[53] 李旭晨 . 国医大师关幼波的养生之道 [J]. 求医问药，2013（07）：44–45.

[54] 陈卓 .89 岁国医大师的养生妙法 [J]. 祝您健康，2018（4）：14.DOI：10.3969/j.issn.1003–4242.2018.04.007.

[55] 杨璞 .89 岁国医大师养生靠补气血 [J]. 家庭医药 . 快乐养生，2018（01）：32–33.

[56] 魏长学 .5 位国医大师的长寿秘诀 [J]. 求医问药，2013（03）：48–49.

[57] 汪尚 . 国医大师任继学的养生经 [J]. 健康生活，2012，No.274（03）：35.

[58] 钟晨 .4 位国医大师的“养生秘诀”，积累一辈子的财富 [J]. 人人健康，2021（11）：58–59.

[59] 李若楠 .“存正气、通血管”百岁国医话健康长寿 [J]. 祝您健康，2022，No.420（05）：24–26.

[60] 汪尚 . 国医大师：邓铁涛谈养生长寿秘诀 [J]. 健康生活，2011（07）：37–38.

[61] 王绍坡，刘小发，杨倩 . 国医大师李佃贵养生道术传承精要 [J]. 中华中医药杂志，2021，36（07）：4325–4327.

[62] 马军辉 . 国医大师讲养生 [J]. 中国卫生产业，2010，7（03）：88–92.DOI：10.16659/j.cnki.1672–5654.2010.03.022.

[63] 王明洪 ."心情舒畅是长寿的秘诀"——国医大师张琪的长寿之道 [J]. 保健医苑，2016（09）：9–11.

[64] 何君林 .86 岁老中医 段亚亭的养生之道 [J]. 现代养生，2014.DOI：CNKI：SUN：YSXD.0.2014–21–030.

[65] 何若苹 . 国医大师何任教授三因学说养生与生育关系的探讨 [J]. 中华中医药杂志，2014，29（11）：3371–3373.

[66] 刘苓霜 . 刘嘉湘 养生养正气，越活越年轻 [J]. 中医健康养生,2019,5（09）：26–27.

[67] 赵非一 ."国医大师"段亚亭：养生不是老年人"专利"——养生贯穿一生，长寿则靠"心态、运动和进补"[J]. 祝您健康，2022（03）：21–23.

[68] 秦文军 . 国医大师邓铁涛的"四养"[J]. 家庭医学，2015（03）：49.

[69] 刘尚昕，王淑君 . 丹心不知老，寒花晚更香——国医大师李辅仁谈养生 [J]. 保健医苑，2014（02）：9–12.

[70] 王琳，杨乐 . 跟国医大师学保健 [J]. 人人健康，2014（24）：10–13.

[71] 马丽，戴铭，张璐砾 . 国医大师班秀文的养生观 [J]. 中华中医药杂志，2014，29（11）：3519–3521.

[72] 吴远团 . 禤国维：勤学医源不老松 [J]. 中医健康养生，2016（05）：42–44.

[73] 肖雄 . 阮士怡 养生应随年龄调整步调 [J]. 中医健康养生，2016（11）：44–47.

[74] 汪尚 . 国医大师：朱良春的养生经 [J]. 健康生活，2011（08）：30–32.

[75] 汪尚 . 国医大师：颜正华谈养生 [J]. 健康生活，2011（09）：35–36.

[76] 赵飞 . 国医大师陈可冀：养生先养心，养心靠"吃动"[J]. 祝您健康，2019（11）：14–15.

[77] 刘亚华 . 国医大师的生活养生法 [J]. 人人健康，2014（09）：35.

[78] 李俊德 . 国医大师的养生经（一）[J]. 今日科苑，2012（12）：83–84.

[79] 陈卫卫 . 国医大师关幼波的养生之道 [J]. 家庭医学，2022（08）：50–51.

[80] 李旭晨 . 国医大师关幼波的养生之道 [J]. 求医问药，2013（07）：44–45.

[81] 王洪东，于秋然 . 国医大师石学敏院士的保健秘诀 [J]. 开卷有益 – 求医问药，2017（06）：45.

[82] 佚名 . 国医大师孙光荣的"九九自振操"[J]. 家庭医药 . 就医选药，2016（02）：79.

[83] 李京维 . 名医孟景春的养生经 [J]. 求医问药，2012（12）：46–47.

[84] 汪尚 . 国医大师：颜正华谈养生 [J]. 健康生活，2011（09）：35–36.

[85] 秦红松 . 尚德俊——淡泊明志以养生 [J]. 中医健康养生，2019，5（08）：22–24.

[86] 王庆琪 . 养生贵在识度与守度 [J]. 祝您健康，2010（3）：12.

[87] 王明洪 . 自在・自律・自为——国医大师刘敏如的养生经 [J]. 保健医苑，2017（01）：9–11.

[88] 王明洪 . 心态・有度・兴趣・导引——国医大师石仰山的“养生八字经”[J]. 保健医苑，2018（03）：9–11.

[89] 王佑求 . 国医大师邓铁涛的养生经验 [J]. 求医问药，2012（08）：43–44.

[90] 养生之道 [J]. 中国道教，2014（06）：52–54.

[91] 傅昭仪 . 儒医大师裘沛然的养生观 [J]. 人人健康，2022（18）：48–49.

[92] 汪尚 . 国医大师：李辅仁的养生经 [J]. 健康生活，2011（10）：32.

[93] 陈思 . 国医大师：王玉川谈调神养生 [J]. 健康生活，2011（12）：33–35.

[94] 赵飞 . 国医大师陈可冀：养生先养心，养心靠“吃动”[J]. 祝您健康，2019（11）：14–15.

[95] 王明洪 .“养生没有捷径”——国医大师朱良春的长寿经 [J]. 保健医苑，2016（01）：9–11.

[96] 汪尚 . 国医大师：朱良春的养生经 [J]. 健康生活，2011（08）：30–32.

[97] 朱良春，朱婉华 . 国医大师谈养生 朱良春——我命在我不在天 [J]. 家庭医学，2010（04）：48.

[98] 李俊德，李可歆 . 朱良春 人生百岁不稀奇 [J]. 中医健康养生，2015（07）：40–41.

[99] 洪东 . 百岁国医阮士怡的养生秘笈 [J]. 开卷有益 – 求医问药，2017（10）：50–51.

[100] 李若楠 .“存正气、通血管”百岁国医话健康长寿 [J]. 祝您健康，2022，No.420（05）：24–26.

[101] 陈卫卫 . 国医大师关幼波的养生之道 [J]. 家庭医学，2022（08）：50–51.

[102] 李旭晨 . 国医大师关幼波的养生之道 [J]. 求医问药，2013（07）：44–45.

[103] 王绍坡，刘小发，杨倩 . 国医大师李佃贵养生道术传承精要 [J]. 中华中医药杂志，2021，36（07）：4325–4327.

[104] 高中梅 . 国医大师刘柏龄养生秘笈 [J]. 家庭医学，2020（05）：50.

[105] 王琳，杨乐 . 跟国医大师学保健 [J]. 人人健康，2014（24）：10–13.

[106] 李靖 . 跟国医大师学睡眠养生 [J]. 祝您健康，2018（3）：14–15.

[107] 王佑求 . 国医大师邓铁涛的养生经验 [J]. 求医问药，2012（08）：43–44.

[108] 方一静，冯殷 . 百岁铁涛：大德者方得其寿 [J]. 中医健康养生，2016（10）：43–46.

[109] 阿喆 . 国医大师邓铁涛的养生秘诀 [J]. 健康生活，2014（06）：34–35.

[110] 李靖 . 跟国医大师学睡眠养生 [J]. 祝您健康，2018（3）：14–15.

[111] 李靖 . 跟国医大师学睡眠养生 [J]. 祝您健康，2018（3）：14–15.

[112] 方一静，冯殷 . 百岁铁涛：大德者方得其寿 [J]. 中医健康养生，2016（10）：43–46.

[113] 徐晓宇 . 国医大师的长寿秘方 [J]. 家庭医药（快乐养生），2014（06）：83.

[114] 刘亚华 . 国医大师的生活养生法 [J]. 人人健康，2014（09）：35.

[115] 王明洪 .“我起床讲求三个半分钟”——国医大师金世元的养生经 [J]. 保健医苑，2022（05）：9–11.

[116] 张树立 . 五位名老中医的养生之道 [J]. 求医问药，2012（05）：45–46.

[117] 董莉 . 女性关键期咋调理？国医大师告诉你 [J]. 大众健康，2021（05）：70.

[118] 秦文军 . 国医大师邓铁涛的“四养”[J]. 家庭医学，2015（03）：49.

[119] 王珏莲，潘静琳，黄仲羽，刘凤斌 . 国医大师邓铁涛调理脾胃治未病理论与实践探析 [J]. 广州中医药大学学报，2018，35（03）：525–528.

[120] 李若楠 .“存正气、通血管”百岁国医话健康长寿 [J]. 祝您健康，2022，No.420（05）：24–26.

[121] 陈思 . 国医大师：王玉川谈调神养生 [J]. 健康生活，2011（12）：33–35.

[122] 汪尚 . 国医大师：张琪的养生经 [J]. 健康生活，2011（11）：29.

[123] 陈卫卫 . 国医大师关幼波的养生之道 [J]. 家庭医学，2022（08）：50–51.

[124] 王绍坡，刘小发，杨倩 . 国医大师李佃贵养生道术传承精要 [J]. 中华中医药杂志，2021，36（07）：4325–4327.

[125] 汪尚 . 国医大师：李辅仁的养生经 [J]. 健康生活，2011（10）：32.

[126] 汪尚 . 国医大师：颜正华谈养生 [J]. 健康生活，2011（09）：35–36.

[127] 王明洪 .“养生没有捷径”——国医大师朱良春的长寿经 [J]. 保健医苑，2016（01）：9–11.

[128] 高中梅 . 国医大师刘柏龄养生秘笈 [J]. 家庭医学，2020（05）：50.

[129] 海霞 . 李振华 养生重在保元气 [J]. 中医健康养生，2015（10）：40–41.

[130] 朱婉华 . 邓潇 . 国医大师谈养生 [J]. 临床医药文献电子杂志，2020，7（53）：174+178.

[131] 王佑求 . 国医大师邓铁涛的养生经验 [J]. 求医问药，2012（08）：43–44.

[132] 王庆琪 . 养生贵在识度与守度 [J]. 祝您健康，2010（3）：12.

[133]“国医大师”徐景藩的养生之道 [J]. 今日科苑，2014（01）：48–50.